学前儿童
常见病与意外伤害应急处理
速查手册

主　编／戴淑凤

副主编／高阳旭

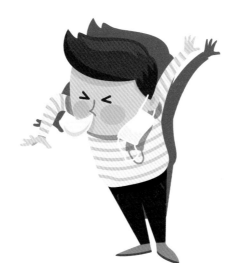

U0384087

教育科学出版社

·北京·

编委会

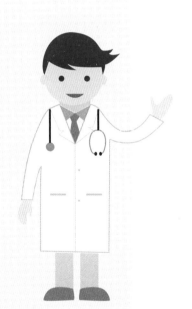

主　编　戴淑凤

副主编　高阳旭

作　者　戴淑凤　高阳旭

　　　　　高　黎　闫　琦

　　　　　吴西西　王晓阳

　　　　　韩　冰　赵　勇

　　　　　孙茉芊

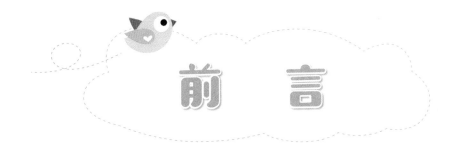

前　言

　　学前儿童常见病与意外伤害的应急处理技能，是家长和教师、社区医生、幼儿园保健医必须具备的基本能力，是儿童医疗领域各科医生的基本素养，但在实际生活中，我们常常看到的却是：

　　面对孩子出现病征时焦虑而无助的家长。

　　面对孩子跌伤、烧伤、被电击等突发意外而手忙脚乱的幼儿园教师。

　　面对诊室门外排着长队的患者及家属，连上厕所都没时间的医生。

　　…………

　　为减少孩子发生意外的概率，提升父母、隔代养育者、社区医生、幼儿园保健医，乃至教师的紧急救援能力十分重要，这些能力的学习是提升这些"职业"群体幸福指数的现实路径。

　　学前儿童的保健与教育，无论是对家长、早教机构的教师，还是儿童保健领域的从业者来说，都是一项常学常新的挑战，需要终身学习。

　　养育是父母和专业支持机构协助孩子成长的过程，是父母和教师、医生等专业工作者陪伴孩子形成健康体魄，形成独立人格与心智模式的过程，是父母和孩子共同抗争细菌、病毒、疾病以及各种意外伤害的必修课。

　　成长就是一个孩子为生存而战的过程，这个过程是幸福的还是悲惨的，是快乐的还是痛苦的，取决于家庭和专业机构提供了什么样的有准备的、无后患的环境，而这样的环境创设，则取决于家长和专业工作者的认知水平和实操能力。

　　本书旨在帮助父母和专业工作者，尤其是年轻的父母和幼儿园教师，在孩子成长过程中认识急症，应对突发意外，在孩子发生急症或意外伤害时给予及时恰当的处置，避免延误或误治，造成不良后果。

父母和教师必须知道在什么场景下，容易发生什么事情，父母和教师应该做什么，怎样做，什么时候该立即去医院，以及在医院里医生将怎样处理。

因此，本书也是一本通俗的儿童保健教育常识读本，读者可以根据遇到的不同情况，按照发生的急症场景，迅速查阅处置方案，这也是本书的一大亮点。

本书专门针对儿科急症，包括内科、外科、耳鼻咽喉科、口腔科、眼科及皮肤科的常见急症及意外伤害。书中插入了大量操作示意图，配送了指导性的视频，只要用微信扫码就能看，非常适合年轻的家长、幼儿园教师及社区家政服务者们使用。只要按照这本书的要求去做，一般急症和意外伤害都不难处置。

本书的作者，都是长期在大学附属医院医疗第一线工作的专家；本书的内容体现了最新的科研成果和临床实践经验，是现代医学的新理念、新技术、新疗法在新时期儿童保健教育领域的呈现。

考虑到本书是面向非专业读者的，在编写中我们贯彻了预防为主的方针，因为儿童的许多急症或意外伤害是完全可以避免的。本书以通俗的文字，实用的办法，形象的图解，告诉读者只要平时注意这些要求，就能防患于未然，免去许多突发急症和意外伤害后遗症的发生。

健康是福，安全是福！愿本书能帮助你陪伴孩子度过幸福的童年。

编　者
2019年1月

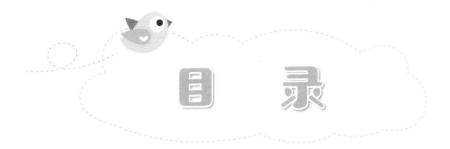

目 录

3 儿童皮、肉、骨损伤疾病　35

4 儿童眼疾　67

5 儿童耳、鼻、喉、口腔问题 89

① 看护者的急救技能

当孩子突发疾病或者发生意外伤害，医务人员未到现场时，看护者要根据孩子发生危险的原因，采取适当的急救措施，减轻疾病或意外伤害带来的严重后果，最大限度地保证儿童的安全。

看护者的应急处理能力会直接影响到儿童生命健康和预后，需要看护者具备基本的医学急救知识和技能，特别是对突发事件的应急处理，需要进行正规的培训。这里的看护者是指家长、教师及其他承担孩子看护任务的人员。

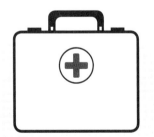
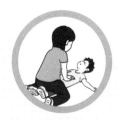
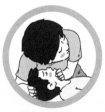
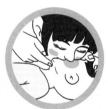

一、冷静理智的心态

看护者沉着、镇定、果断，有信心地实施救治，充分利用现场可支配的人力、物力来协助急救，才能取得最佳效果。

 二、准确完整的呼救

无论何时何地，孩子发生危重病、意外伤害，首先拨通"120"急救电话，"120"值班调度人员会指令就近的急救站或医疗机构派人前去救护。呼救电话应简单明了，主要说明以下几点：①孩子的姓名、年龄、性别。②孩子目前最危急的状况，如呼吸困难、窒息等。③发病的时间、过程、过去病史，以及与本次发病相关的因素。④家庭或发病现场的详细地址、电话，等候救护车的准确地点，最好选择有醒目标志处，或周围容易找到的标志性建筑物，如××酒店、××胡同（或大楼）等。

 三、8大紧急处置技能

1 **判断有无意识**。针对1—7岁儿童，轻拍其肩部或面部，在耳边呼唤"喂，你怎么了!"以试其反应。针对1岁以下婴儿采用以中指弹其足底或掐其合谷穴（在拇指食指之间）。如果孩子能哭泣，则表明有意识。

2 **高声呼救**。如果患儿无反应，表明意识丧失，立即在原地高声招呼求助，若周围无人支援，即拨打"120"急救电话。

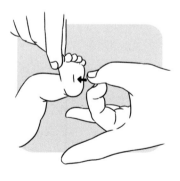

3 **急救体位。**让患儿仰卧在木板床或水平地面上。

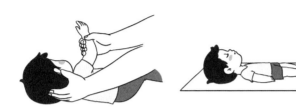

小 贴 士

　　紧紧扶住患儿头部和脖子，使其仰卧在硬板床或水平地面上，保证其背部呈一条直线，注意不要压着患儿的胸腔。

4 **保持孩子呼吸道通畅。**头侧位，解开衣扣，如口腔内有分泌物应及时清理，防止误吸入气道。气道内如有异物可用力猛推膈下腹部，通过增加胸腔内压，造成人工咳嗽，排出异物。

扫一扫
正确的呼吸道异物排除法

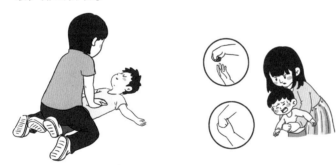

针对1岁以内婴儿可用叩背法。

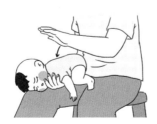

5 **观察呼吸。** 一看，是否有胸腹部的起伏。二听，有无呼吸的气流声。三感觉，有无气流的吹拂感。如无自主呼吸，应立即实施人工呼吸（实施方法见"呼吸与心脏急救"）。

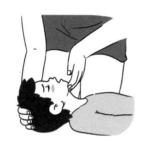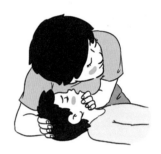

6 **判断有无心脏跳动。** 针对1—7岁儿童，触摸其颈动脉，用3—5秒感知孩子的搏动。若孩子有脉搏，可进行人工呼吸；若无脉搏，方可实施胸外心脏按压（实施方法见"呼吸与心脏急救"）。

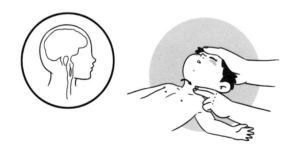

7 **紧急止血。** 有严重外伤者，如有严重出血，应采取紧急止血措施。

第一步，止血

伤口压迫止血

　　加压包扎和直接压迫止血是紧急时最常采用的止血方法。在伤口上放置无菌纱布，用绷带加压包扎一般都可迅速止血，无绷带时，手绢、干净的布带均可代替用于加压包扎，也可直接用手掌压迫伤处止血，一般持续压5—10分钟均可达到止血效果。但不能在伤口上放置脱脂棉或卫生纸及涂消毒软膏，因在清洗伤口时这些物品很难清除，伤口难以愈合。

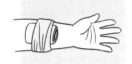

止血带止血

　　动脉破裂大出血时，宜用止血带止血。止血带放在伤口的近心端，最常用的是橡皮止血带。方法为：在止血带安放部位垫好衬垫，左手拇指、食指、中指拿止血带一头，右手拉紧止血带绕肢体1—2圈，然后将末端交左手食、中指之间拉回拉紧。

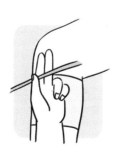 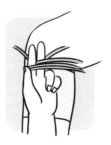 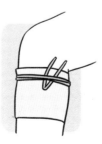

小贴士

　　记录缚扎时间，每隔30分钟至1小时放松一次，每次5分钟，以免肢体因长时间缺血引起缺血性组织坏死。在放松止血带时采取局部加压止血。

第二步，缠绷带

绷带有宽、窄之分。在缠绕小的或不平整的部位时多采用窄些的绷带，在缠绕大的、平整的部位时可选用宽的绷带，这样缠起来较为方便。

缠绕绷带时要压住露出的绷带头，然后把露出的部分折在绷带上，这样就把绷带头固定住不易松动，缠绕时每圈要重叠 1/2—1/3。

缠绕绷带每圈
要重叠 1/2—1/3

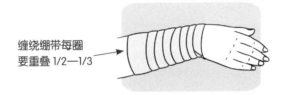

在缠绕有变化的部位时，每缠 3—4 圈要斜折一次绷带，这样绷带就会平整。

手和关节处采用"8"字缠绕，如包扎手时从腕部开始，先缠绕两圈，然后经手和腕"8"字形缠绕。

小贴士

在缠绕手指、脚趾时，必须使指（趾）尖外露，可随时观察患肢的血液循环情况，在可能的情况下尽量使拇指能自由活动。

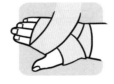 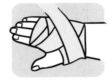 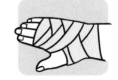

8 **保护脊柱**。因意外伤害、突发事故造成严重外伤，在现场急救中，要注意保护伤者脊柱，采用滚动法及平移法进行搬动、转运。

搬运方法为：将伤者下肢伸直，两上肢也应伸直放于身体两侧；木板放在伤者一侧，两至三人扶伤者躯干，使其成一整体滚动，移至木板上；或两至三人用手同时将伤者平托至木板上。

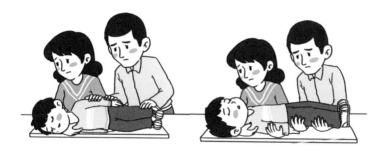

四、呼吸与心脏急救

当遇到孩子突然呼吸、心跳骤停，采取的急救措施是心肺复苏。

心肺复苏的目的是重建呼吸、循环，还要维持脑细胞功能，不留神经后遗症，故又称为心肺脑复苏。

(一) 婴儿心肺复苏法

1 证实患儿意识已经丧失。

2 高声向周围人求助。

3 将患儿仰卧在木板床或水平地面上。

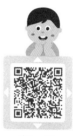

扫一扫
跟医生学急救

4 保持呼吸道通畅。

5 观察、听、感觉患儿有无呼吸、心跳3—5秒。若患儿发生呼吸、心跳骤停，即进行口对口鼻或口对口人工呼吸。

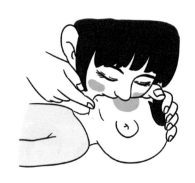

6 若患儿无脉搏及呼吸，以15次压胸、2次吹气继续进行心肺复苏。

①一只手的中指和无名指放在乳头连线中点下一横指下缘处，新生儿用环抱按压法。

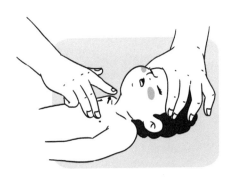 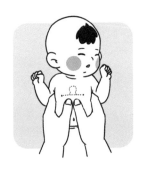

②向下按压2cm左右，连续15次。

③吹气2次。

7 当3次循环后，检查脉搏及呼吸5秒。

8 若患儿仍无脉搏及呼吸，继续以15次压胸、2次吹气进行心肺复苏，直到医务人员到场。

（二）1—7岁儿童心肺复苏法

1 证实患儿意识已经丧失。

2 高声向周围人求助。

3 将患儿仰卧在木板床或水平地面上。

4 保持呼吸道通畅。

5 观察、听、感觉患儿有无呼吸3—5秒（具体做法见"8大紧急处置技能5"）。

6 若无呼吸，即用口对口吹气2次，具体操作：先吸一口气，然后一手（拇指和食指）捏住患儿鼻孔，另一手托其下颌，对患儿口内吹气，以使上腹部及胸部稍升起为度，然后放开鼻孔，以利于二氧化碳排出。

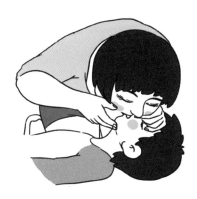

7 检查呼吸及颈动脉3—5秒（具体做法见"8大紧急处置技能6"）。

8 若仍无脉搏及呼吸，一人时，吹2口气按压30次。

①用双手掌按压法。

②口对口吹气2次。

小贴士

手掌根放在患儿胸骨处，和乳头平齐。俯下上半身，手掌迅速向下按压，按压深度为患儿胸腔厚度的1/3至1/2。

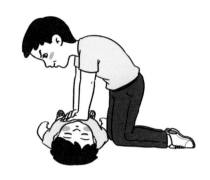

9 当3次循环后，检查患儿脉搏及呼吸5秒。

10 若仍无脉搏及呼吸，继续以30次压胸、2次吹气进行心肺复苏，直到医务人员到场。

按压有效指标为能触及颈动脉或股动脉搏动，患儿面色慢慢转红，瞳孔缩小，呻吟挣扎。

医护人员到来后，如仍无呼吸心跳，会继续进行心肺复苏，必要时气管内插管，机械通气，并很快建立静脉通道。同时进行药物治疗，并进行心、呼吸、血压等监测，力图尽快恢复自主心跳。

② 儿童常见的呼吸道及消化道疾病

　　发热、感冒、咳嗽、腹泻等是儿童常见的疾病，当儿童发生这些情况时，家长会本能地去医院。

　　其实，有些疾病不一定都需要去医院，看护者掌握正确的家庭护理方法，就能使儿童痊愈，还能让儿童少受罪。

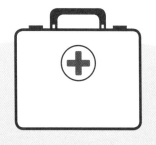
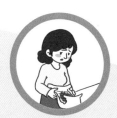
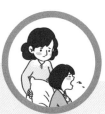
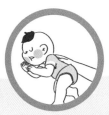

• 病理性黄疸

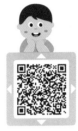

扫一扫
了解核黄疸的危险

一般新生儿出生后2—3天开始会出现面部皮肤发黄并逐渐加重，4—5天皮肤黄染最明显，之后皮肤黄染开始减轻，出生1—2周后黄染完全消退。这是生理性黄疸的自然过程，在大多数婴儿中都会出现，无须特殊干预。

🔍 表现 》

出生后1天内开始出现皮肤黄染；黄疸迅速加重，皮肤黄染蔓延至四肢到手足心；两周后没有消退；黄疸消退后又再次出现；血中胆红素超过220.5μmol/L。如果出现以上这些情况，均考虑为某些疾病引起的病理性黄疸。

💊 处理 》

① 观察皮肤黄疸的程度，符合生理性黄疸的情况，可在家观察患儿，保证患儿每天能吃到足够的奶量，能帮助生理性黄疸的消退。

② 如果皮肤黄染很明显，建议到医院儿科通过仪器或血液检查测定黄疸的数值，并给予相应的处理。

③ 观察患儿黄疸进程，符合病理性黄疸条件的，需到儿科就诊。

④ 当家中阳光照射充足时，遮蔽孩子双眼，在关闭的窗户前晒太阳，可促进黄疸消退。

你知道吗 ❓

• 在病理性黄疸中，如果黄疸值过高，有可能引起核黄疸，严重危害婴儿的生长发育。

• 早产儿黄疸持续时间长至生后1个月，更容易出现核黄疸，所以，早产儿的黄疸需要积极治疗。

新生儿头颅血肿

新生儿头颅血肿指的是在分娩过程中，由于挤压等原因导致的新生儿头部骨膜下血管破裂，血液积留在骨膜下形成的包块。

表现 》

头颅血肿在头侧顶部多见，生后数小时出现，2—3天慢慢会增大，1周内达到最大范围。血肿的包块在初期是软的，触之有波动感，且边界清楚。包块表面皮肤颜色正常。之后血块水肿会慢慢吸收、变硬。6—12周血肿开始吸收。

处理 》

① 头颅血肿小的可自己完全吸收，家长不要紧张，也不需要做特殊处理。

② 头颅血肿较大的可能会使黄疸加重，因此需要密切观察患儿皮肤黄染变化。

小贴士

头颅血肿仅为骨膜下的血肿，损伤没有伤及颅骨和颅内大脑。头颅血肿吸收较慢，因大小不同可在2周至3个月左右消退。

● 谨防新生儿低血糖

新生儿低血糖常无特殊症状，出现症状会表现为精神萎靡、嗜睡、喂养困难、四肢软、呼吸暂停，甚至发生惊厥。静脉血糖低于2.2mmol/L。

🔍 表现 》

多数新生儿低血糖为生后暂时性的，少数疾病引起的低血糖会持续存在或反复发生。当低血糖频繁发生时，无论有无症状，均可引起脑细胞损伤，出现运动或感知觉发育异常等后遗症。

📢 预防 》

① 新生儿低血糖的临床表现不明显，又有可能引起脑细胞损伤导致严重的后遗症。所以，新生儿血糖监测很重要。

② 对于早产儿、低出生体重儿、糖尿病母亲婴儿、巨大儿、生后有窒息史等高危儿，生后需要定期监测血糖。

③ 生后产妇早开奶，并保证新生儿足够奶量。

④ 避免可引起低血糖的高危因素，如寒冷损伤，新生儿出生后应及时对其保暖保温。

● 新生儿呼吸暂停

　　新生儿呼吸暂停是指早产儿呼吸停止超过20秒，足月儿呼吸停止超过15秒，或者呼吸停止虽不超过15秒，但伴有心跳减慢，皮肤青紫（或苍白），肌肉张力降低。反复呼吸暂停发作可致脑损伤，愈后严重。

　　早产儿，窒息，先天性心脏病，颅内出血，胆红素脑病（核黄疸），低血糖，胃食管返流，发热或体温不升，体位不正致颈部弯曲，易出现新生儿呼吸暂停。

🔍 **表现** ≫

　　有原发病症状外，主要表现为阵发性呼吸停止，伴有皮肤青紫(或苍白)，心率减慢，四肢肌肉张力降低。

💊 **处理** ≫

　　如发现患儿有呼吸暂停，可采用托背或皮肤刺激法，如弹足底或摇床，使患儿啼哭或清醒，呼吸停止即可消失。

　　如每日发作3次以上或6小时内发作2次以上应立即送医院。

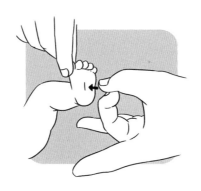

● 新生儿感染性肺炎

新生儿感染性肺炎可以发生在宫内、分娩过程中或出生后，是新生儿期的常见病，也是新生儿死亡的重要原因之一。

新生儿肺炎可由多种革兰氏阳性和阴性细菌引起。大多数为出生后获得感染，如在家庭中或在医院内。

🔍 表现 》

发热不典型，体温可正常甚至体温不升，呼吸增快或表浅，咳嗽，口周发青，口吐白沫，严重时出现喘憋、鼻扇、烦躁不安、惊厥等，肺部啰音可有可无。

💊 处理 》

① 将患儿头肩部垫高，头侧位。

② 注意保暖，保持安静，少量多次喂奶。

③ 有条件者吸氧，并迅速送医院。

◀ 你知道吗 ▶ ❓

新生儿肺炎有两种：吸入性肺炎和感染性肺炎。

吸入性肺炎：胎粪吸入性肺炎、羊水吸入性肺炎、乳汁吸入性肺炎。

感染性肺炎分宫内感染和生后感染。宫内感染性肺炎是在母亲怀孕期间，胎儿就患上了肺炎；生后感染性肺炎可以发生在新生儿的任何时期。

不论哪种肺炎，如果病情严重都会产生一定危险。

婴儿猝死综合征

婴儿猝死是指一个看起来健康的婴儿在熟睡中突然死亡。

婴儿猝死的病因不明，有以下可能。

① 呼吸道感染病毒导致患儿在熟睡中发生窒息。

② 呼吸调节中枢出现异常导致呼吸暂停，严重时因体内缺氧导致死亡。

③ 与遗传性酶的缺陷有关。

处理 »

由于该病的发生与死亡之间隔的时间较短，多在熟睡中死去，因此无从谈起急救和治疗，只有采取预防的方法，尽可能减少婴儿猝死综合征的发生。

如果孩子睡眠中发现有呼吸暂停，应叫醒他。可采用托背或皮肤刺激法，如弹足底或摇床，使患儿啼哭或清醒，呼吸停止即消失。如每日发作3次以上或6小时内发作2次以上应立即送医院。

家庭预防

① 尽量让孩子仰面躺着睡觉，不可趴着睡。

② 不要将孩子包裹得太紧。

③ 孕期避免服用任何不必要的药物，孕期及孩子出生后不吸烟。

④ 如孩子患呼吸道感染，及时就诊。

●高　热

扫一扫
发烧的正确处理方法

孩子会因为发热而没有食欲，整天无精打采，有时甚至会引发痉挛，这些通常会发生在体温39℃以上时。孩子腋下测量体温在39.1℃—40.4℃为高热。此时退热措施就可以派上用场了。

感染是小儿高热常见病因，急性发热多由感染引起。最常见的是病毒性呼吸道感染或胃肠感染。

处理 》

① 监测孩子体温，应在每天上午、下午、晚上各测一次体温。

② 高热的孩子首先需要卧床休息，多喝温度适中的白开水，保持室内空气流通。

③ 不要急于使用退烧药，先物理降温：首推温水擦浴或洗澡，也可用冷水、冰敷头部（包裹纱布）或颈、腹股沟、腋窝等大血管处。

④ 观察孩子有无伴随其他不适症状，若出现呼吸困难、面色青紫、昏迷，应立即送医院。

对于6个月以内的婴儿，如出现高热，要及时就医，尽快找出发热原因，有针对性地进行治疗。对于一些既往有高热惊厥史或家族中有热性惊厥史的患儿，不根据体温的高低来判断患病的危险程度，当发现孩子出现高热时，可给予退热药物口服并及时到医院就诊。

小贴士

孩子发烧不要慌张，不要匆忙跑医院。先在家里对高热的孩子进行退热处理，观察病情变化就可以了。体温降下来不影响医生对病情的判断，不影响化验结果。

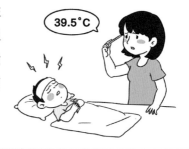

39.5℃

● 婴儿便血

　　婴儿便血常见的原因有新生儿坏死性小肠结肠炎、新生儿出血症、过敏引起的肠道出血、乳糖不耐受、消化道的其他疾病等，母乳喂养的母亲乳头破裂也可能会导致孩子出现便血。

处理 》

　　① 母乳喂养的母亲乳头破裂，婴儿在吸吮乳汁时会吸入部分母亲的血液，排便后可在便中看到少量褐色的血块。这种情况无须紧张，可适当减少婴儿的吸吮次数，并在每次吸吮后清洁乳头涂抹乳头保护霜即可。

　　② 有时在婴儿的便中可看到少量的血点或血丝，出血量少，间断出现，这种情况考虑过敏或乳糖不耐受的可能性较大。可给予乳糖酶口服，观察便血是否停止。如仍有便血建议去医院就诊，在医生指导下给予低过敏奶粉。

　　③ 当婴儿便中出现较多的鲜血时，如果同时伴随有腹胀、腹泻、呕吐，考虑坏死性小肠结肠炎可能性较大。如不伴有其他明显异常症状，考虑新生儿出血症可能性大。这两种情况都建议立即就医。

　　④ 也有一部分婴儿会因为肠道息肉、肛门破裂等原因出现便中带血，出血量可大可小，血没有混在大便中，多在便外。这种情况也需要去医院检查，明确诊断。

重症腹泻病

扫一扫
了解不同季节腹泻的
典型特征及护理措施

腹泻是儿童的常见病。6个月至2岁的孩子经常会腹泻，这个年龄段的孩子肠道消化系统发育不完全，局部免疫力低下，很容易感染病毒、细菌而发生腹泻。家长应该根据引起孩子腹泻的具体原因来做相应的处理。

腹泻多是感染引起，常见感染源为细菌，以大肠杆菌为主的细菌和以轮状病毒为主的病毒；消化道外感染，如上呼吸道感染、肺炎并发腹泻。其他因素：饮食过量、加辅食过快、牛奶过敏、药物过敏引起的过敏性腹泻，以及气候突变不适应引起的腹泻。

🔍 表现 》

重症腹泻以腹泻次数增多开始，患儿每日可达十多次。表现为水样便，黄绿色，蛋花汤样，有时有黏液便或脓血便；食欲减退，常伴呕吐；发热，面色苍白，全身乏力，精神萎靡，嗜睡，严重时可抽搐。

🧴 处理 》

❶重症腹泻应送医院治疗，在明确了致病菌后，在医生的指导下服药。

❷孩子每日稀水样便次数多且量大，容易出现脱水。观察孩子如出现皮肤干燥、尿量少的情况，建议立即就诊。

❸饮食方面一般情况不限制饮食，也可根据孩子食欲、腹泻情况，采取循序渐进的原则。可适当限制哺乳次数或缩短每次哺乳时间；吃配方奶的孩子奶量可减少1/3，暂停辅食或减少辅食数量；人工喂养的孩子可先给

米汤、稀释牛奶等，随着病情好转，逐渐恢复正常饮食。

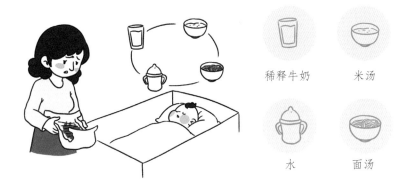

稀释牛奶   米汤

水   面汤

④ 注意腹部保暖，多休息。排便后用温水清洗臀部，防止红屁股发生。

**你知道吗 **

中毒型细菌性痢疾以高热、反复惊厥、昏迷或迅速出现休克、呼吸衰竭为特征，多见于2—7岁体质较好儿童。表现突然高热，体温超过40℃，很快出现惊厥，昏迷，颜面发灰，四肢发凉，呼吸困难，无腹泻；也有的开始有发热，腹泻，脓血便，2—3天内发展为中毒型。需要立即就医。

去医院要进行血、尿、大便常规检查，查电解质。给予补液，补充电解质至稳定，体重增加，脱水症消失。如果是感染性腹泻应用抗生素，常规给蒙脱石散收敛，并给一些促进恢复肠道正常菌群、抑制病原菌生长的药物，如乳酶生、双歧杆菌等。

● 抽　搐

抽搐，在医学上称为惊厥，是由多种原因所致的大脑神经细胞兴奋性过度增高，脑部细胞异常放电，呼之不应，全身或局部骨骼肌群不自主收缩的一种急症。

孩子突然抽搐起来，叫也叫不应，嘴唇发紫，甚至翻白眼，可能会吓着家长。

🔍 表现 》

这种状况通常在10分钟内能恢复。是否危险可以由有无发烧，症状持续时间，以及抽搐时的状况来判断。

①惊厥。一般表现为身体某个部位或全身肌群的抽动，抽动出现后可能持续数秒至数分钟不等。有的可伴有意识的丧失。

②惊厥持续状态。凡惊厥一次发作大于30分钟或频繁抽搐，抽搐的间歇期间意识不清楚，称之为惊厥持续状态。

③热惊厥。特征为：①首发年龄在4个月至3岁。②发热>38.5℃，先发热后惊厥，惊厥多发生在发热24小时内。③惊厥为全身性发作，双眼上翻，四肢强直抽动，伴有意识丧失，持续数分钟。④无中枢神经系统感染及其他脑损伤。⑤可伴有呼吸、消化系统急性感染。⑥惊厥发作2周后脑电图正常。

④新生儿轻微惊厥。为新生儿期常见的一种惊厥形式，发作时表现为呼吸暂停，两眼强直偏视，眼睑反复抽搐，频频的眨眼动作，伴流涎吸吮和咀嚼动作，有时还出现上下肢类似游泳或蹬自行车样的复杂动作。

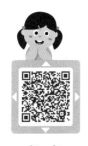

扫一扫
让人心惊的高热惊厥

处理 》

① 将患儿侧躺在平坦的地方，松解其颈部和腰部的衣服。轻扶患儿肢体，不可用力按压。成人首先不要慌张，切忌大呼小叫或把孩子抱在怀里限制他手脚的抽动。

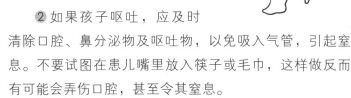

② 如果孩子呕吐，应及时清除口腔、鼻分泌物及呕吐物，以免吸入气管，引起窒息。不要试图在患儿嘴里放入筷子或毛巾，这样做反而有可能会弄伤口腔，甚至令其窒息。

③ 冷静观察，若伴有发热给予物理降温。

④ 发作停止后送医院诊断、治疗。

小贴士

防止高热惊厥，关键就是在发热时积极降体温，当发热达到38.5℃时，给孩子服用退热剂，并大量喝水。先把体温降下来再带孩子去医院就诊。如果孩子有高热惊厥史，容易再次发生高热惊厥。那么，在孩子发热时更要注意降温。

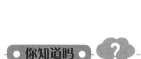 **你知道吗** ?

哪些宝宝更容易复发热性惊厥？

首次发作时体温不是很高

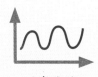

反复发烧

首次发作时年龄小

直系亲属中有热性惊厥史的

哮　喘

哮喘可发生在任何年龄，也是儿童常见的慢性病之一。多突然起病，也可有先兆，如鼻子发痒或连打喷嚏。

哮喘是一种慢性疾病，由呼吸道肿胀或受刺激造成。哮喘发作的内因是过敏体质，外因即哮喘的触发因素有带毛的动物、烟雾、被褥和枕头的灰尘、扫地飞扬的尘土、强烈的气味和气雾剂、花粉以及天气的变化、感冒、运动和劳累等。因此，提防触发物是避免哮喘的最好方法。

🔍 表现 》

咳嗽、气喘、呼吸困难、胸腔疼痛、胸闷是哮喘的典型迹象。典型的哮喘发作前常有"咳三阵"的表现，即早晨、晚上、半夜醒来咳嗽。发作期表现为呼吸困难，以呼气困难为主并有哮鸣音，婴幼儿表现为烦躁不安，大孩子则必须坐位呼吸，不能平卧，两手撑膝，两肩耸起头向前倾。

发作较重时的症状有呕吐、冷汗淋漓、面色苍白、唇发青、脉搏加快。缓解期表现为胸部不适或有清晨干咳。这种过敏体质的孩子，身上东痒西痒，晚上睡觉时易出汗，平时喜欢揉眼、挖鼻子，常莫名其妙打喷嚏。

🧴 处理 》

①按照医嘱使用哮喘药物。

②每年去医院检查身体2—3次并向医生说明用药情况，甚至在孩子感觉很好或没有呼吸方面问题时也要去。

③哮喘发作时，让孩子在通风良好的屋内休息，如果孩子躺着呼吸困难，可让其坐起来。

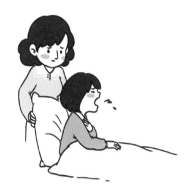

④如果孩子第一次发生哮喘，出现快速缓解药物作用持续时间短或完全不能缓解病情，呼吸时鼻孔张大、肋间和颈部周围皮肤内陷，心跳或脉搏非常快等状况时，需立即去医院就诊或拨打急救电话。

小贴士

• 哮喘发作，预防很重要。有些哮喘是由过敏引起的，因此有些过敏和哮喘会同时发生，过敏宝宝要警惕哮喘。

• 远离能诱发孩子哮喘发作的东西。

休 克

休克是一种临床常见的，由多种原因（中毒、重度过敏、失血过多、中暑、烧伤、感染等）引起的急性循环功能不全综合征，由于组织细胞缺血、缺氧导致代谢紊乱，从而使身体重要脏器功能出现障碍。

🔍 表现 »

畏寒，出冷汗，眼睛无神，面色发绀，呼吸和脉搏急促微弱，血压下降；心律失常，甚至出现心跳骤停。

处理 »

① 拨打急救电话后，立即检查患儿的呼吸道、呼吸。如果患儿有意识，立即使其平卧，头侧位，下肢稍抬高。伴有心力衰竭，肺水肿的应取半卧位。

② 松开比较紧的衣物，让其保持舒服状态；注意保暖，保持呼吸道通畅。

③ 检查患儿是否有伤口、流血、骨折等情况，并进行适当处理。保持安静，禁止随意搬动患儿。有条件要立即吸氧。

④ 如果患儿没有呼吸，立即进行心肺复苏。（具体见"看护者的急救技能"）

小贴士

一旦发现孩子出现休克，必须争分夺秒，拨打"120"呼救，或送就近医院抢救。医院外纠正休克根本是不可能的。

● 婴儿捂热综合征

　　由于家长害怕孩子受冻给其保暖过度引起的高热等一系列症状称为捂热综合征，寒冷季节发生较多。

🔍 **表现** 》

　　多见于4个月以内的小婴儿、平常健康的婴儿。婴儿先出现高热，体温一般在40℃以上，最高可达42℃以上，还会有大汗淋漓、脱水的表现；囟门凹陷，口唇干燥，严重者很快出现面色苍白、呼吸急促、呼吸不规则或呼吸暂时停止；进而出现口唇、指甲青紫，精神极差，哭声低弱，反应迟钝，抽搐；再发展就出现昏迷、呼吸衰竭而导致死亡。

💊 **处理** 》

　　❶ 降温是基本的治疗措施。首先去除捂热的原因，打开包被散热，降低温度，让孩子尽快呼吸到新鲜的空气。

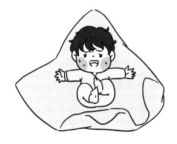

　　❷ 如果孩子体温过高，要迅速降温。最好采用物理降温法，如温水擦浴等，不能用发汗药，以免出汗过多加重虚脱。

　　❸ 如出现缺氧表现，面色发绀，呼吸急促，要送医院急救治疗。

小贴士

　　孩子切不要包裹得太紧太厚，保暖过度和缺乏新鲜空气会使孩子发生捂热综合征。

● 尿 频

尿频是婴幼儿很常见的症状，婴幼儿由于膀胱小，尿量相对较多，小便次数也较多。如果排尿次数过多，超过正常范围，可基本判断为尿频。

引起尿频的原因很多，一般可分为生理性和病理性两大类。

Q 表现 》

生理性尿频是由于精神因素或者喝水过多、吃瓜果多引起的。天气寒冷、裤子不合身等生活因素也可引起排尿增多。有部分家长强行把尿也会导致儿童精神紧张，或者出现强迫行为。尿频不伴随其他不适表现，尿常规及尿培养检查正常。

病理性尿频大部分是患有感染、结石、肿瘤或存在异物等，以尿路感染为多。孩子尿路感染以后，每次尿量不多，但排尿次数却明显增加，并可有尿急、尿痛等症状。由于疼痛孩子排尿时往往哭闹。通常也会伴有全身症状，如发热、腹痛、腰痛、呕吐等。婴儿可以表现不明原因的发热，查尿显微镜下可查到脓细胞或大量白细胞，严重时伴有全身感染中毒症状，需用抗生素治疗。

处理 》

①考虑为生理性尿频时，家长要注意分散孩子的注意力，减少精神紧张，适当减少喝水的量，尿频症状就会缓解。

②考虑为病理性尿频时，须去医院就诊，明确诊断，对症治疗。

③如尿频伴尿量多，同时有口渴多饮、多食而且消瘦的情况，应注意检查尿液，如尿内含糖则应考虑糖尿病的可能性。

● 贫　　血

现在儿童饮食很丰富，可还是有些儿童患上贫血。其实，贫血不是一种简单的疾病，贫血分为很多种，其中缺铁性贫血是儿童常见的疾病。

🔍 表现 》

贫血最早表现为偏食厌食、体乏无力，最突出的表现是皮肤、黏膜苍白，严重贫血会引起呼吸心率加快、食欲减退、精神不振。贫血病程较长的儿童会出现易疲倦、毛发干枯、营养低下、身高体重发育迟缓等情况。

贫血根据血常规检查血红蛋白值分为轻度、中度、重度和极重度。轻度、中度的缺铁性贫血最常见。

处理 》

①如发现儿童有贫血症状需要去医院就诊，找到贫血的原因和类型，才能进行合理和有效的治疗。

②轻度贫血，可改善饮食质量。可选择富含铁的瘦猪肉、牛肉、动物肝脏、蛋黄、豆制品等辅食。年龄小的儿童可以多食用强化铁的配方奶粉、米粉等。

③针对严重贫血的儿童需要在医生指导下服用铁制剂，要加强日常护理，预防感染。

④遵照医嘱服用补铁剂，同时可以服用维生素C、复合维生素，多吃富含维生素C的食物，可促进铁的吸收。

小贴士

要让儿童适当运动，活动强度以不感到疲劳为宜。

● 急性上呼吸道感染

急性上呼吸道感染，俗称"感冒"，是儿童最常见的疾病。病毒感染约占90%，病毒感染后又可继发细菌感染。

🔍 **表现** ≫

❶一般类型的上呼吸道感染。常于受凉后1—3天出现鼻塞、流涕、干咳、咽部不适、发热。婴幼儿起病急骤，高热、咳嗽，可伴有呕吐、腹泻、烦躁，甚至热惊厥。部分患儿可有脐周疼，咽部充血，扁桃体肿大。肠道病毒感染者常伴有不同形态的皮疹。

❷两种特殊类型的上呼吸道感染。①疱疹性咽峡炎，好发于夏秋季，起病急，伴有高热、咽痛、流涎、厌食、呕吐等。咽充血，咽部可见米粒大小的疱疹，周围红晕。②咽—结膜炎，好发于春夏季，以发热、咽炎、结膜炎为特征的传染病。

严重者易出现并发症：中耳炎、咽后壁脓肿、颈淋巴结炎、喉炎、气管炎、肺炎。

🧴 **处理** ≫

❶当患儿体温在38℃以下，无并发症时，无须用药物治疗，保暖、安静休息最重要。

❷如体温38℃以上持续4小时，应送往医院就诊。

小贴士

多洗手是预防病毒感染的关键。

● 肺　炎

儿童肺炎是危害儿童健康、威胁儿童生命的常见病、多发病，1岁左右是高发期，3岁以后逐渐降低，一年四季都可发病。

儿童重症肺炎除呼吸系统症状体征外，常并发心力衰竭、呼吸衰竭、休克、弥散性血管内凝血、中毒性脑病等，是儿科危重症之一。

扫一扫
怎么判断儿童得了肺炎

🔍 表现 ≫

新生儿肺炎初期会表现为精神不佳或烦躁不安、发热、咳嗽、呼吸浅、哭声低弱、腹泻、吐奶、呛奶等症状。新生儿肺炎一般有两种：吸入性肺炎和感染性肺炎。

稍大一些的儿童起病急，发热、气喘、咳嗽，发病前多有轻度的上呼吸道感染或支气管炎。

重症肺炎除以上症状外，还有如下表现：心力衰竭、嗜睡，精神萎靡或烦躁不安，严重者惊厥；消化系统常有呕吐、腹泻、腹胀，严重的出现中毒性肠麻痹等症状。呼吸衰竭是重症肺炎的严重表现，可引起呼吸暂停。

🧴 处理 ≫

❶有流涕、鼻塞、咳嗽等感冒症状时需多休息，当孩子出现发热、咳嗽、呼吸急促症状时需及时就医。

❷如果患儿出现重症肺炎表现，应送医院治疗，途中应保持安静，减少不必要刺激。尽量让患儿半卧位，头侧位，保持呼吸道通畅，防止呕吐物误吸入气管。

你知道吗

儿童肺炎重在预防。

·增加儿童的抗病能力，母乳喂养，预防佝偻病的发生。

·避免与患病儿童接触。注意儿童的个人防护，尽量少带儿童去公共场所。

·注意预防流感、麻疹等。季节更替和气温骤变时，适当给儿童添减衣物。但注意不能过度保暖，过度保暖也容易被感染。

·易感季节要多饮水，可食用梨、百合等有润肺功能的食物。

● 麻　疹

　　麻疹是儿童常见的急性呼吸道传染病之一，以发热、上呼吸道炎症、麻疹黏膜斑及全身斑丘疹为主要特征。

　　麻疹具有很强的传染性，麻疹患者为唯一传染源，病毒存在于患儿的眼结膜、鼻、口咽及气管分泌物中，通过喷嚏、咳嗽和说话由飞沫传播。

🔍 表现 »

　　典型麻疹分四期。

　　潜伏期：接触麻疹后10—14天。

　　前驱期：有低中度发热、干咳、流鼻涕、眼屎增多等症状，与普通感冒几乎没两样。往口中看，若发现口颊内黏膜上有周围色晕圈、中间灰白色小斑点（麻疹黏膜斑），那就是麻疹特征。

　　出疹期：体温突然升高至40℃—40.5℃，皮肤出现红色斑丘疹。疹间皮肤正常，由耳后、颈部沿发际边缘开始，24小时遍及面部、躯干和上肢，第三天下肢和足部出现，此期易出现肺炎、中耳炎等并发症。

　　恢复期：出疹3—4天后，皮疹开始消退，消退顺序同出疹顺序。退疹后皮肤有糠麸状脱屑及棕色色素沉着。

🧴 处理 »

①让患儿卧床休息，避免风吹和阳光直射。

②房间内保持温度18℃—20℃，湿度55%左右，空气新鲜流通。

③给患儿吃易消化、含有丰富营养的食物，多饮水。

小贴士

　　麻疹具有很强的传染性，不过，感染后可以获得终身免疫。预防麻疹只能靠预防注射这一途径，疫苗可以提供长效的免疫力。

④保持皮肤和黏膜清洁。在医生指导下使用退热药物。

⑤如果患儿出现：①体温39℃—40℃持续两天以上。②咳嗽频繁剧烈，有痰或有犬吠样咳嗽。③呼吸困难。④面色苍白或昏迷。⑤嗜睡，昏迷。⑥皮疹出而骤退，需送医院住院治疗。

3 儿童皮、肉、骨损伤疾病

　　儿童对外界事物探索欲望强烈，但对危险没有预判和经验，容易磕磕碰碰造成外伤，甚至是致命伤害。儿童外伤占儿童意外伤害的大部分。简单的外伤，如皮肤擦伤等，完全可以自行处理，避免去医院的麻烦。复杂的外伤，如切割伤、骨折等，需要临时紧急处理，避免伤害加重，甚至二次伤害，再前往医院治疗。本部分内容将指导你如何鉴别儿童伤情并进行基本处理。

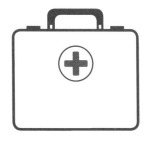
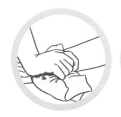
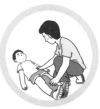
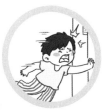

■ 皮肤擦伤

皮肤擦伤是最浅表的开放性创伤。儿童的皮肤非常细嫩，在日常生活中一不小心就会造成皮肤擦伤，最常发生于手、前臂、膝和小腿等部位，比如手碰到粗糙的物体上造成皮肤擦伤，跌倒时膝着地造成皮肤擦伤。

 表现 ≫

擦伤部位有轻度疼痛。检查时可见擦伤部位表皮脱落，表面有污物，轻度疼痛，可见小出血点和少量组织液渗出，局部稍有肿胀和发红。

擦伤的对象常常是脏物的表面，即使伤口很浅还是很容易受到感染的。

处理 ≫

1 伤口较小时，可先用生理盐水擦去表面污物，再用碘伏消毒创面，用无菌敷料覆盖后用纱布包扎。因 2—3 天内局部会有组织液渗出，故应每日更换敷料。

2 脏污过于严重或擦伤面积过大，可用清水冲洗创面，用干净的纸巾等覆盖后立即去医院就诊。

3 一般擦伤，因其创面表浅，彻底清创消毒后即可，不用包扎，一般无须注射破伤风人免疫球蛋白。

扫一扫
跟医生学换药

冲洗	消毒	覆盖
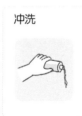	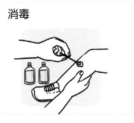	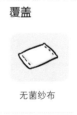 无菌纱布

皮肤划伤

皮肤划破口子，又称切割伤，为刃器或边缘锐利的其他物体切割所致。比如使用刀剪不慎，碰到锐利的金属物品上，或跌倒后身体的某一部位碰到台阶、墙角等尖硬物体上。

表现 》

刀剪等金属锐器或玻璃等引起的划伤，创口边缘整齐，周围组织损伤较轻；碰撞到台阶、墙角等处造成的伤口，边缘不规则，周围组织损伤较重，多有肿胀或瘀血；切伤多有明显的出血，特别是头皮、手指等血供丰富的部位出血较多。

切伤合并神经、肌腱损伤时，则出现不同程度的肢体功能障碍，如手指屈指肌腱损伤，不能弯曲手指，腓神经损伤造成足下垂等。

处理 》

止血后要仔细察看伤口，如有异物应取出。伤口污染严重时用清水冲洗，消毒后简单包扎，立即送医院进行彻底清创和缝合处理。

清创、缝合治疗须在医院处理。

1 切割伤出血较多，首先要止血。如果局部创面出血明显，立即用医用绷带或清洁、干燥的布条直接压迫止血，尽快就医。

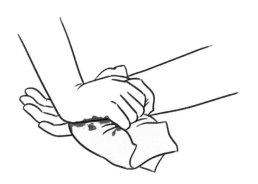

稍用力地连续按压 5—10 分钟。即便有血液渗透，也不要将布拿开。

2 如果创面污染较严重，且又出血不明显，可用清水冲洗，简单包扎后就医。

3 就医后一般可进行创面一期清创缝合，严重污染创面不能一期缝合。

4 皮肤切割伤一般较深，需咨询医生是否注射破伤风人免疫球蛋白。

你知道吗

· 不要清洗很深或流血不止的伤口；不要在伤口上放置脱脂棉或手纸，因棉丝和纸屑在清洗伤口时很难去除。身体受伤部位尽量放得高于心脏，这样容易止血。

· 去医院后应告诉医生儿童是否注射过破伤风疫苗以及注射的期限。

■ 头皮外伤

　　头皮外伤是生活中比较常见的外伤之一，多见于 3 岁以下的儿童。

　　小孩子的头和身体比例与成人差很多，幼小的儿童运动神经还没发育完全，常因动作过于激烈而摔倒，头部常会被碰到，出现肿包、头皮磕破伤，严重的有颅骨骨折、颅内出血。

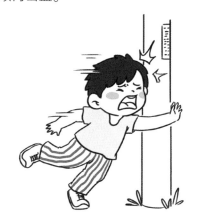

🔍 **表现** ≫

　　因头皮血管丰富，破裂后血管开口又不易自行闭合，因此，即便较小的创口也会引起较多的出血。简单的外伤，儿童意识状态多正常。

📋 **处理** ≫

　　1 若出血不明显，应及时除去伤口中的异物，如木屑、泥沙等，再进行简单包扎，然后就医进行局部消毒抗炎。如果出血明显，可不予清理，迅速用无菌敷料或清洁物品加压包扎止血（见"8 大紧急处置技能 7"），及时去医院进一步治疗。

　　2 如果儿童伴有意识不清或伤情复杂，应在伤口止血包扎的同时联系急救，由专业人员处理并转至医院。

　　3 伤口清创缝合术后应使用抗生素及注射破伤风人免疫球蛋白。

头部磕出包

头部钝性的撞击，有时皮肤没有破损，但可引起皮下或腱膜下层的血管断裂，而发生皮下或帽状腱膜下血肿，局部出现包块，伴有波动感。

🔍 表现 》

头部撞击后，局部出现包块，皮肤完好无破损，包块可迅速增大。儿童意识状态多清楚。

小贴士

儿童磕碰头部，即使当时无任何症状，家长也应让其安静，并注意观察儿童状况，如精神状态、四肢活动是否对称、睡眠状态、是否出现呕吐等，如怀疑有异常，应立即去医院就医。

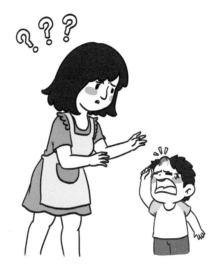

💊 处理 》

1 局部血肿形成后，不要慌乱，局部不可按揉及加压包扎，以免血肿范围扩大。

2 保护好局部，及时就医。

骑跨伤

骑跨伤指两腿分开骑跨到物体上引起的会阴部损伤。常见于儿童骑自行车时跌倒，两腿骑跨在自行车上；玩耍时骑跨到某个物体上；椅子歪倒骑跨于椅子边缘；等等。骑跨伤是一种特殊类型的外伤，即便外力不大，因有耻骨的衬垫也可引起会阴部组织较严重的损伤。

表现 》

男孩骑跨伤可造成：①会阴部软组织损伤及血肿，会阴部肿胀、疼痛、皮下淤血或血肿。②尿道挫伤，可出现排尿困难，尿潴留，血尿。③尿道断裂，可出现排尿困难及明显的肉眼血尿。完全性尿道断裂，伤后无尿液排出，尿道口可见鲜血流出。

女孩骑跨伤可造成：①会阴部血肿，合并感染时出现红、肿、热、痛症状。②会阴部撕裂伤，伤口多不规则，出血多，常伴有尿道口及阴道口的损伤。

处理 》

1 发生骑跨伤后，如疼痛红肿明显，或有伤口，在包扎压迫伤口后，应及时前往医院就诊。

2 如果局部无明显伤口，无出血症状，仅轻微疼痛，不影响排尿，可予观察。

小贴士

避免骑跨伤，要教育儿童不要跨越护栏；在一些器械上玩耍或运动时要有成人陪护。

■ 伤口感染化脓

在我们周围环境和我们皮肤表面都存在着许多细菌，一旦皮肤受到损伤细菌就会侵入。消毒不彻底，残留的细菌就会在伤口中繁殖，引起感染化脓。

外伤伤口发生感染时，局部出现发红、肿胀、皮温升高、疼痛症状（红、肿、热、痛）。伤口分泌物增多，或有脓液流出，局部淋巴结可肿大，伴有压痛。严重的化脓感染可引起全身反应，出现寒战、发热、胃肠道症状，白细胞增高等。

1 怀疑伤口出现感染时，应及时前往医院急诊外科就诊，由医生判断是否感染及进行进一步处理。

2 防止外伤后伤口感染的发生，要做到：①及时早期正确地处理伤口，包括反复冲洗伤口、消毒、彻底止血、清除异物和失活组织，必要时切除伤口边缘组织，关闭死腔，缝合伤口。②应用抗生素。对污染较重、失活组织较多的伤口，需用抗生素预防感染。③保持伤处的清洁与干燥，定期换药。

外伤引起的破伤风

破伤风是由破伤风杆菌从创伤伤口侵入机体，产生毒素，引起局部或全身性肌群发生阵发性痉挛和紧张性收缩的一种急性特异性感染。

表现 »

破伤风的潜伏期平均为 6—10 天，早期病人感觉乏力、头痛、烦躁不安、打呵欠、嚼肌紧张酸胀，少数病人感觉伤口有抽搐样疼痛。此时能及时诊断，治疗效果较好。

处理 »

1 破伤风应以预防为主，避免外伤，正确、及时处理伤口是预防破伤风的有效措施，因此须尽量在医院处理。

2 对任何伤口都应认真对待，及时彻底清创。伤后应视伤口情况及时注射破伤风人免疫球蛋白及应用抗生素治疗。

3 伤后出现上述症状，怀疑破伤风时，应及时到医院急诊外科就诊。

你知道吗 ？

由于破伤风杆菌及其毒素都不能侵入正常的皮肤和黏膜，所以破伤风均发生在外伤后。所有开放性损伤，如切割伤、开放性骨折，甚至细小的创口（木刺或锈钉扎伤）均有发生破伤风的可能。

▪ 肚子被撞了不舒服怎么办？

小朋友之间打闹，难免会出现冲撞的情况，可能撞击身体任何部位，尤其腹部较常见，或者被车辆等撞到腹部。

🔍 表现 »

腹部受到冲撞后，主要表现为腹痛，可阵发性，可持续性，可伴有恶心、呕吐等。如果腹腔内脏器损伤，可有发热、腹痛剧烈，严重者可出现休克。

处理 »

1 腹部受伤后首先让患儿平卧，了解受伤时的情况及受伤的部位，外力的大小、方向、速度等，初步判断受伤的程度。

2 如果是轻度撞击，没有明显症状，可暂时观察。

3 如果出现腹部疼痛、恶心、呕吐、心慌等，应及时去医院急诊外科就诊，必要时进行腹部超声及腹部 X 光检查。

小贴士

应注意的是，有时腹部刚受伤时无明显症状，而后逐渐出现腹腔内脏器损伤的表现，因此腹部受伤后绝不能轻视，应尽早去医院检查及治疗。

你知道吗 ❓

腹部有许多重要的器官，如肝、脾、胰腺、肾、胃、十二指肠、小肠等。腹部前侧没有保护的骨头，保护腹部的只有腹部肌肉，当腹部受撞击时，力量就会传到内脏而引起内脏的损伤。

腹部外伤有下列情况之一时，应考虑有腹腔内脏器损伤：①早期出现休克。②有持续性腹痛，伴恶心、呕吐等消化道症状，并逐渐加重。③有固定的腹部压痛和肌紧张。④呕血、便血或尿血。⑤腹部出现移动性浊音。

■ 晚上腿痛是什么情况

生长痛是儿童骨骺部位生长发育时出现的一种疼痛，程度不剧烈。

生长痛常发生于3—7岁儿童。

 表现 》

生长痛常发生于夜间，或儿童安静时，白天玩耍时无明显症状。大多发生于膝盖、脚踝附近，局部无明显异常，关节活动好。

 处理 》

1 怀疑生长痛时，首先应前往医院就诊，由医生排除其他器质性疾病。

2 如确诊为生长痛，多予观察即可，无须特殊治疗，可逐渐自行缓解。

小贴士

家长应该注意，病理性疼痛，则与生长痛相反，活动时疼痛加重，甚至活动受限，同时可能伴有局部红肿等，但休息时疼痛减轻。这时，就不能疏忽大意，要及时到有小儿骨科的医院检查治疗。

▪ 外伤骨折

骨的完整性或连续性中断称骨折。

直接暴力：如车直接撞击大腿造成股骨干骨折。

间接暴力：如滑倒时手掌撑地，通过力的传导可发生桡骨远端骨折等。

肌肉拉力：如突然跪倒时，股四头肌猛烈收缩可发生髌骨骨折。

🔍 **表现** 》

如何判断发生了骨折？（功能受限，局部畸形，骨擦感）

在外力撞击或跌倒时身体受到损伤，很多情况仅从外观是看不出来的。如果有以下症状之一时，就应考虑发生了骨折。

1 受伤后疼痛剧烈，脸色苍白，出冷汗。

2 触摸受伤部位时疼痛严重。

3 受伤部位不能活动或活动时剧痛。

4 局部肿胀明显，或有外形改变。

5 受伤部位出现不正常的弯曲。

6 骨头之间发出相触碰的声音，即骨擦音。

💊 **处理** 》

1 如果肩膀或前臂受伤，用三角形的悬带固定手臂，并将其挂在身体上。如果四肢受伤，用带有衬垫的夹板固定伤处，使之处于原位。

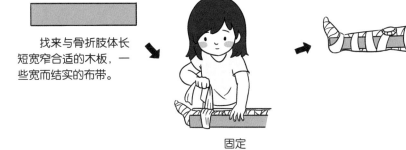

找来与骨折肢体长短宽窄合适的木板，一些宽而结实的布带。

固定

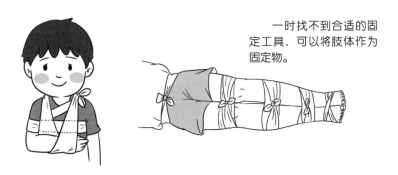

一时找不到合适的固定工具，可以将肢体作为固定物。

2 如果手指或脚趾受伤，可将相邻的脚趾、手指作为夹板。

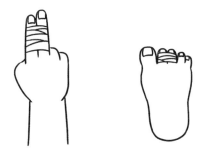

· 怀疑发生骨折时，切记不可轻易活动受伤部位，以免造成进一步损伤。

· 如上肢或下肢小腿骨折，可自行固定后就医。

· 如发生脊柱、骨盆等部位骨折时，非必要情况，不可随意挪动患儿，应拨打急救电话，待专业人员赶到进行固定后前往医院就医。

3 如果臀部、骨盆或大腿受伤，在等待救护车期间，可在患儿腿之间放置卷好的毯子或衣物固定伤处。

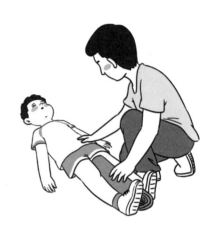

新生儿肚脐红肿发炎

新生儿脐带残留端一般在 10—20 天脱落，脐部创面完全愈合。若断脐消毒不严或护理不当，或脐部存在先天异常，如脐窦、脐茸等，分泌物较多，不注意清洁，会引起细菌感染，而发生脐炎。

🔍 **表现** »

轻度脐炎有脐周局部红肿，脐窝有黏性液体或脓性分泌物流出，有时带有血丝，发出臭味。感染扩散后红肿范围增大，可蔓延至下腹、会阴部及上腹，出现红、肿、热、痛等蜂窝组织炎的症状，甚至导致败血症。

📱 **处理** »

1 出生后保持脐部残端的清洁和干燥，用 75% 酒精消毒脐窝皱褶处，每日 2—3 次，防止细菌感染。

2 一旦脐周出现红肿，分泌物有异味，应及时去医院治疗，去除结痂，以利引流。创面可用 75% 酒精消毒，保持创面的清洁和干燥，必要时需住院治疗。

3 如有肉芽组织增生，应清除肉芽，换药后可愈合。如确诊脐窦或脐茸，应手术治疗。

■ 肚脐鼓鼓的——脐疝

脐疝是肠管经脐环向脐部突出于体表皮下的疝。婴儿比较常见，早产儿发生率更高。脐疝主要是由于脐带脱落后脐环未闭合所致。当腹压增高时，腹腔内脏从此部位突出形成脐疝。

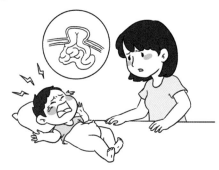

🔍 表现 》

当婴儿哭闹时，内脏突入疝囊内，在脐部可见胀满的肿块，此时推压很容易复位。多数脐疝体积较小，直径2—3厘米。一般无任何症状，也不引起消化功能紊乱。当患儿安静时，脐疝可复位，可触及脐环边缘，大多在2厘米以内。

处理 》

1 脐疝一般不需做任何处理，随着年龄的增长，脐环常能逐渐缩小，最终自行闭合而自然愈合。

2 当疝内容物不能复位，发生嵌顿时应立即看外科医生，急诊行手术复位，修补腹壁缺损。

3 对年龄4岁以上，脐环直径在3厘米以上不能自愈者应手术治疗，切除疝囊，修补腹壁缺损。

小贴士

用胶布粘贴或用物品盖压的做法，并不能使脐疝早期愈合，反而因使用不当易引起局部皮肤过敏或溃烂，不提倡使用。

腹股沟疝气

儿童腹股沟疝基本全为斜疝,直疝少见。斜疝发病率较高,女孩亦可发病。

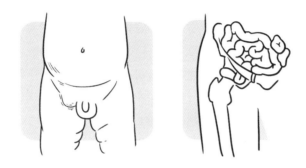

🔍 **表现** »

出生后不久出现腹股沟部及阴囊（女孩为大阴唇）肿物,哭闹时明显,安静时可还纳入腹腔内。没有嵌顿并发症的腹股沟斜疝除有坠胀感外,一般不觉痛苦,生长发育正常。

📱 **处理** »

1 腹膜鞘状突在出生后可继续闭合,因此婴幼儿疝有自愈的可能。如不是频繁嵌顿可观察,1 岁后手术。

2 腹股沟斜疝行手术治疗,手术时间不受年龄限制。手术方法以高位结扎疝囊为原则。年长儿童或巨大疝者应施行修补术。

3 腹股沟疝可发生嵌顿,肿块不能还纳入腹腔,伴有明显疼痛。儿童哭闹不安,以后逐渐出现呕吐、腹胀、停止排便排气的肠梗阻症状。嵌顿性腹股沟疝应紧急处理,并立即去医院就诊,以免嵌顿时间较长发生肠坏死。

■ 鞘膜积液

正常情况下腹膜鞘状突于胎儿出生前或出生后短期内开始闭合，使精索部鞘状突变为纤维索，仅留下睾丸部的鞘状突而形成鞘膜囊，囊内含有少量积液。当囊内积液过多或精索鞘突未闭合而发生积液时，即形成鞘膜积液。

 表现 》

为阴囊内有卵圆形或梨形肿物，起初不引起注意，可逐渐增大，无疼痛。检查时见肿物边界清楚，呈囊性感，透光试验阳性（即用手电筒托住肿物照射时可见肿物透光）。交通性鞘膜积液可压迫时缩小，或卧位时逐渐缩小，至完全消失。

 处理 》

1 婴儿较小的鞘膜积液，可于出生后一年内自行吸收而消失，不必急于手术治疗。

2 1岁以上，积液量逐渐增大或没有吸收趋势者需就医治疗。鞘状突高位结扎及鞘膜开窗术效果良好。

指甲旁红肿疼痛（甲沟炎）

指甲的近端与皮肤紧密相连的部位为甲根，皮肤沿甲根向两侧伸延形成甲沟。甲沟炎是指甲两侧的甲沟或其周围组织发生的感染。多因刺伤、挫伤、倒刺或剪指甲过深、嵌甲等引起。儿童咬手指的不良习惯也可引起损伤，而发生甲沟炎。

 表现 ≫

指甲（趾甲）一侧组织发红、肿胀、疼痛。有时有分泌物从甲沟处流出，很快形成化脓性感染。感染也可沿甲沟一侧蔓延至甲根部及对侧甲沟。感染严重时可形成脓肿，脓肿可向甲下蔓延形成甲下脓肿，疼痛加剧，多会产生跳痛。此时指甲的深面可见到黄色脓液，使指甲与甲床分离。如不及时处理，可成为慢性甲沟炎或慢性指骨骨髓炎。

 处理 ≫

1 甲沟炎早期可热敷、理疗，局部用75%酒精或碘伏消毒处理。如有渗出时用0.5%碘伏消毒局部。

2 有脓液时应及早去医院治疗。可在甲沟处纵向切开引流。服用抗生素，避免感染的扩散引起甲下化脓感染。

3 一旦甲下积脓，应将指甲拔除。

小贴士

预防甲沟炎要做到剪指甲不宜过短，手指有创伤时应及早消毒处理，以免发生感染。

■ 肠套叠

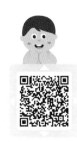

扫一扫
肠套叠和肠痉挛的区别

肠套叠是婴幼儿常见的急腹症之一，多发于6个月至2岁的婴幼儿。肠套叠是指某段肠管及其系膜进入邻近肠管内引起的一种肠梗阻。

因为肠套叠的症状有时仅仅是剧烈哭闹，尤其是不会表达腹痛的婴儿，容易被家长忽视。而肠套叠的早期诊断对治疗方式的选择以及后期的恢复至关重要，及时诊断灌肠即可，如果晚了就需要手术了。

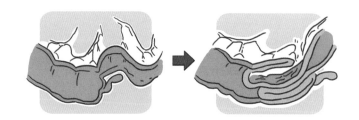

表现 》

肠套叠起病急，其典型的症状为：阵发性腹痛、呕吐、血便和腹部肿块，患儿剧烈哭闹。

1 阵发性腹痛。患儿常突然剧烈哭闹不安，面色苍白，同时拒食，这是腹痛的表现。不久腹痛缓解，但数分钟至半小时内又哭闹发作，如此反复不止。

2 呕吐。大多数患儿伴有呕吐，吐出奶汁、奶块或其他食物，进而吐出胆汁。

3 血便。在发病后8—12小时患儿可出现血便，呈暗红色果酱样，或呈血及黏液混合的胶冻状大便。

4 腹部包块。大多数患儿可触到腹部包块，常在右上腹中部，如腊肠样，质地稍硬，具有韧性感，表面光滑，稍可移动。触及包块时患儿哭闹明显。

5 全身症状。发病早期，患儿一般情况良好。24小时后随着病情逐渐加重，患儿出现表情淡漠、精神萎靡、嗜睡、面色苍白、脱水等。

处理 》

1 婴幼儿有上呼吸道病毒感染、腹泻病史时，突然发生阵发性哭闹、脸色苍白、伴有呕吐时，应高度重视有无肠套叠发生，并去医院外科就诊。

2 一旦怀疑有肠套叠的可能，应停止给患儿进食、进水，要立即去医院就诊，不可延误。就医时家属应讲明患儿第一次阵发性哭闹及排血便的时间，以利于医生确定合理有效的治疗方法。

你知道吗 ?

婴幼儿因饮食改变不当易发生肠套叠，所以添加辅食时，每次只加一种，从少量开始，使胃肠道有一个适应的过程。

就医最好选择有儿童B超、儿童外科的医院。在医院，超声检查为首选，如可见典型的"靶环征"，即可确诊。

■ 阑尾炎

急性阑尾炎是最常见的急腹症之一，可发生在任何年龄，5岁以上儿童的发病率随着年龄递增。婴幼儿阑尾炎较少，但发生时症状多不典型，易误诊。

 表现 ≫

大多数急性阑尾炎的患儿表现为转移性右下腹疼痛，发病开始时感觉上腹或脐周疼痛，数小时后转移至右下腹部。部分患儿开始就为右下腹疼痛。右下腹疼痛开始时较轻，逐渐加重，多为持续性疼痛。同时患儿多有轻度的恶心、呕吐，并伴有食欲减退，多有稀便，甚至腹泻。随着炎症的发展可出现发热、出汗、口渴、脉快等症状。右下腹固定压痛是阑尾炎的主要体征。

 处理 ≫

1 当出现转移性右下腹的持续性疼痛，伴有发热、恶心、呕吐时，应尽早去医院就诊。同时不要再进食、进水，为行手术治疗做好禁食准备。

2 急性阑尾炎的诊断明确后，应早期行手术治疗，切除阑尾。

■ 大便有血

肛裂是指位于肛管齿状线下方黏膜与皮肤交界处纵向的浅表裂伤，是儿童常见的肛管疾病。常见的原因是粗大、干硬的粪块经过肛管引起撕裂所致。

 表现 》

肛裂常位于肛管后正中线上，多为单发，也可为多发肛裂。肛裂多呈梭形。新裂口平浅，边缘整齐、色鲜红；旧裂口较深，边缘硬，呈灰白色。排便时和排便后肛门疼痛是肛裂的主要症状，儿童表现为排便时哭闹不安。排便时在粪便表面或便纸上有血迹，有时可有少量鲜血滴出。

处理 》

1 饮食中应有充分的水分，每天要进食一定量的蔬菜以保持大便通畅。发生便秘或大便干时应多饮水，或饮用加蜂蜜的水，必要时可服用轻泻剂通便。

2 如果儿童排便时或排便后诉说肛门疼痛，排便时哭闹不安，应及时检查肛门是否有肛裂发生，一旦发生肛裂，应注意肛门清洁，避免感染。排便后用3%硼酸溶液坐浴，后涂抹红霉素软膏。

3 对经久不愈，基底深而坚硬的肛裂可施行肛裂切除术。

4 要养成每天排便的良好习惯。

▪ 肛门旁有红肿疼痛的包

肛管周围软组织发生急性化脓性感染并形成脓肿称为肛周脓肿。新生儿及3个月内的婴儿最常见。

🔍 表现 »

炎症发生在肛门旁皮下组织内，大多在两侧。早期炎症比较表浅，局部红肿、触痛，有一个炎症硬结；进而红肿加重、变软，形成脓肿。脓肿可自行破溃，流出脓液。若多次反复发作可形成瘘管。

处理 »

1 便秘的患儿应及时调理饮食，保持大便通畅，减少肛管感染的发生。注意肛周的清洁，排便后随时清洗肛门，减少感染。

2 肛周感染早期（未形成脓肿时）可温水坐浴或用3％硼酸溶液坐浴。保持大便通畅。应用抗生素治疗，部分患儿可以治愈。

3 一旦形成肛周脓肿应及时就诊，行切开引流，保持引流通畅，加强护理、坐浴治疗，减少瘘管的发生。反复发作形成瘘管时需行瘘管切除术。

▪ 脱　　肛

直肠脱垂是指直肠外翻脱出肛门外，又称脱肛。脱出部分仅为直肠黏膜称为部分性脱垂，如直肠壁全层脱出则称为完全性脱垂。

此病多见于1—4岁儿童。

 表现 »

直肠脱垂初期仅在排便时肛门口出现红色肿块，便后即可自行缩回肛内。以后逐渐发展，脱出越来越长，便后不能自行回缩，必须用手托方能还纳。随后不仅在排便时脱出，而且在任何引起腹内压增高时均有肿块脱出。儿童多为部分性脱垂，脱出部分为直肠黏膜，脱出物较短且有纵向皱褶。

处理 »

1 排便后直肠脱出不能自行缩回时，成人应立即帮助儿童将其推回。不能推回时，应立即前往医院急诊外科就诊。

2 解除诱发直肠脱垂的因素。日常注意让儿童养成良好的生活习惯，如保持大便通畅，训练定时、短时间排便习惯，避免因长时间坐盆排便引起直肠脱垂。

3 反复的完全性脱垂，需手术治疗。

■ 男孩阴茎红肿

包皮炎是常见的生殖器局部炎症，多见于2—6岁男童。

包皮口局部红肿，稍增厚，触痛，可有排尿痛，部分局部可见脓性分泌物，炎症较重者整个阴茎包皮可出现红肿、触痛。

1 炎症轻度者，可行局部清洗，因包皮不能外翻，可让儿童多饮水，利用尿液冲洗炎症物质，2—3天可恢复。

2 局部红肿较明显者，可用3%硼酸溶液局部浸泡，每天两次，每次10分钟，同时口服广谱抗生素，多饮水。

3 反复发作包皮炎，局部已形成瘢痕者，应行包皮环切术。

扫一扫
男宝宝包皮发炎要正确处理

你知道吗 ❓

包茎是指包皮口狭窄，包皮不能上翻露出阴茎头。包皮过长是指包皮遮盖尿道口，但能上翻露出尿道口和阴茎头。包皮粘连是指包皮口不狭窄，但与阴茎头粘连，造成包皮不能上翻。

包皮口狭窄不能上翻就为包茎。包皮口狭窄者排尿时尿流缓慢，包皮呈球状鼓起。包茎和包皮粘连均可造成包皮囊内积聚包皮垢，包皮垢呈乳白色豆渣样，可堆积于冠状沟部位，隔包皮能见到白色小肿块，常被家长误认为是肿瘤。堆积的包皮垢继发感染造成包皮炎，此时有脓性分泌物从狭窄的包皮口流出。由于脓

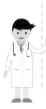

性分泌物的刺激，患儿常有发痒、疼痛不安与包皮红肿，有时发生急性尿潴留。

包茎者如将包皮强行上翻，狭窄的包皮口嵌顿于阴茎冠状沟处，形成包皮嵌顿，需急诊治疗。

单纯包皮粘连可通过粘连松解治疗，一般不需手术，门诊即可处理。包茎须行包皮环切术。

■ 男宝宝只有一个小蛋蛋

隐睾又称睾丸下降不全，是指睾丸未能按照正常发育过程下降到阴囊底部。隐睾是很常见的疾病，隐睾可发生于双侧或单侧，以单侧较多见。

隐睾最大的危害是引起不育和恶变。

🔍 表现 »

出生后即见阴囊内空虚，不能触及睾丸，即可诊断为隐睾。隐睾一般无自觉症状。

处理 »

1 在1岁以内，隐睾患儿的睾丸还有可自行下降入阴囊的可能性。因此1岁以内的患儿可观察，暂不必行睾丸下降固定术。

2 睾丸发育较差或双侧隐睾患儿，可在医生指导下应用绒毛膜促性腺激素治疗，可促进睾丸的发育和帮助睾丸下降。部分患儿睾丸可降入阴囊而不必行手术治疗。未能降入阴囊者仍需行睾丸下降固定术。

男孩阴囊红肿疼痛

阴囊红肿疼痛，首先要想到睾丸扭转的可能。睾丸扭转可发生在任何年龄，但以新生儿期和青春期常见。左侧发病率较右侧高两倍，双侧少见。由于扭转，影响血液供应可致睾丸缺血坏死。

表现 »

睾丸疼痛为最主要症状，起病缓但逐渐加重，少数患者疼痛起自下腹部而不是睾丸。阴囊逐渐肿胀、发红，并有恶心和呕吐。

处理 »

1 儿童诉说阴囊部疼痛或腹股沟部疼痛时家长要给予高度重视，必要时去医院就诊，早期诊断可提高睾丸的存活。

2 需进行超声检查，明确诊断，尽早手术。

3 睾丸疼痛的另一个常见疾病是睾丸炎或附睾炎，症状与睾丸扭转类似，需进行超声检查排除扭转，再行抗感染治疗。

■ 尿道下裂

尿道下裂是尿道开口于阴茎腹侧或阴囊、会阴等异常部位，是最常见的生殖器畸形之一。

🔍 **表现** 》

根据尿道开口位置即可明确尿道下裂及类型。尿道下裂患儿阴茎发育较差，常伴有不同程度的阴茎下弯。除尿道开口位置异常外，开口多狭窄，排尿时尿线细。轻型者虽能站立排尿，但常溅湿衣裤，射程不远，严重型则必须蹲下排尿。

🧴 **处理** 》

1 尿道下裂患儿因有尿道开口异常，阴茎下弯，不能站立排尿及疼痛性勃起，必须进行手术治疗。

2 手术应于1—2岁以后开始，学龄前完成，以免给患儿造成心理影响。

脖子正中的圆包包——甲状舌管囊肿

甲状舌管囊肿与瘘是先天性发育异常，由于甲状舌管退化不完全所致，甲状舌管囊肿因感染破溃形成瘘。大多数出现在5岁以内。

表现 》

在颈前部正中位置可见2—3厘米直径的圆形肿物，与皮肤无粘连，表面光滑，边缘清楚，触之有紧张的实性感，无波动，较固定，让患儿做吞咽动作或伸舌运动时肿物可上下移动。未发生感染时无自觉症状。并发感染时，肿物出现红、肿、疼痛及压痛。自行破溃后形成甲状舌管瘘，从瘘口排出透明或混浊的黏液，瘘口可暂时封合、结痂，但不久又破溃，可反复发生，经久不愈。

处理 》

1 甲状舌管囊肿为较常见的先天性发育异常疾病，明确诊断后应行手术切除。

2 甲状舌管囊肿感染时，应积极控制感染，待感染控制2—3个月后再行切除术。

■ 脖子两侧触摸到的小疙瘩

颈部淋巴结增大，儿童比较常见。淋巴结可分布于颈部两侧、枕后、双侧下颌等部位，多为良性淋巴结肿大。

🔍 **表现** »

儿童颈部两侧，尤其稍瘦的儿童，常可看见或摸及数个黄豆或花生米大小结节，无痛，活动好，质地不硬。近期可伴有咽部发炎或牙痛等。

💊 **处理** »

1 儿童颈部淋巴结肿大，直径不超过1厘米，活动好，多为良性，观察即可。

2 若淋巴结逐渐增大，应该去医院就诊，进行超声等进一步检查。

小贴士

不断复发扁桃体炎、咽炎的儿童，颈部的淋巴结会长成花生米大小的肿块，如果没有又痛又红的现象，慢慢会消肿，不必太担心。

4 儿童眼疾

　　红眼病、弱视、白内障等都是儿童常见的眼病。作为家长应该具备对这些疾病基本的防治知识，比如，哪些红眼病是有传染性的，要注意隔离，避免传染；弱视一定要早期治疗，因为治疗有一定的时限性，年龄越大越难治；先天性白内障一旦发现，除了尽快手术还要进行术眼的视功能康复治疗，等等，以便选择正确的诊疗时机，保护好儿童视觉功能的正常发育，避免造成视力损害。

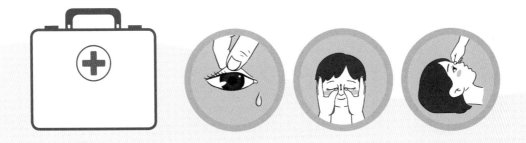

针　眼

针眼，又叫麦粒肿，专业来讲叫作急性睑腺炎。

🔍 **表现** »

针眼发病早期可见眼皮发红、肿胀、疼痛，可在眼皮某一部位摸到硬结点，会有明显的疼痛，特别是用手压到硬结会更痛。如果病情加重，硬结较以前明显增大，甚至会出现全身发热、耳前淋巴结肿大等，还会看到眼睑里面充血发红，发病2—3天后可形成黄色脓点，并破溃。

💊 **处理** »

❶炎症早期红肿明显时，也就是前3天，可用局部冷敷加滴用抗生素滴眼液。冷敷时冰块用纱布包裹放在局部，然后就医确定用药方案。

❷若炎症已超过3天，硬结较以前明显增大，可改用局部热敷加滴用抗生素滴眼液。

❸如果炎症较重并伴全身发热、耳前淋巴结肿大，要去专科医院在医生指导下用抗生素口服、肌注或静脉点滴给药。待炎症局限、脓液形成时切开引流。

小贴士

急性炎症期，严禁用手挤压脓肿部位，因面部血液循环丰富，没有静脉瓣，距头颅中枢较近，如果你恰好用并不干净的手挤压脓肿部位时，细菌就可能随着破口跑到静脉里，因回流而发生危险。

眼皮无痛硬结

眼皮长了硬结，不痛又不痒的，在医学上叫睑板腺囊肿，又叫霰粒肿。

🔍 **表现** »

霰粒肿一般没有明显不适或仅有轻微不适感。只在囊肿逐渐长大时，患儿闭眼或向下看时，才看见眼睑皮肤隆起一个小硬结，可用手摸出是圆形稍硬的小硬结，与皮肤无粘连，皮肤表面不红或暗红也无压痛。多由家长或他人发现。

处理 »

❶ 若囊肿较小时，可尝试用药物帮助吸收。用0.5%庆大霉素眼液点眼，每日3—4次；用0.5%红霉素，或金霉素眼膏联合1%白降汞眼膏，每日1—2次，最好在儿童睡觉时用。坚持一段时间，囊肿可能逐渐吸收而缩小，有的可以完全吸收。

❷ 此病多数还要手术切除。

小贴士

做手术一定要去专科医院，请眼科医生完成。尽快就医，避免肉芽组织的增生。

眼皮过敏

婴幼儿眼睛周围的皮肤娇嫩，如果皮肤对某种物品、药品、**螨虫**、蚊虫叮咬等过敏，就是过敏性眼睑皮肤炎。

🔍 **表现** ≫

过敏性眼睑皮肤炎发病以眉弓或眼睑皮肤水肿为主，其中有的部位稍红，仔细检查，也许能发现蚊虫叮咬过的红点样改变。如果没有继发感染，一般反应较轻，眼睑及睑结膜一般无明显充血，患儿也没有哭闹现象，只在外观可见眼皮发红、脱皮等。

💊 **处理** ≫

❶ 立即停止接触致敏原。

常见致敏源有眼局部用药，如抗生素、阿托品等；眼睑接触许多化学物质，如化妆品、医用胶布、接触镜护理液和眼镜架等，也可称为致敏原；蚊虫叮咬后也可导致皮肤过敏性炎性反应。

❷ 严重者及时就医，一般医生会给予消炎、抗过敏等对症治疗。

小贴士

婴幼儿皮肤娇嫩，加上自我保护能力差，容易受到伤害，故婴幼儿应尽可能远离化学物质用品，保持室内通风，并防蚊、防虫螨。

下眼皮内翻

下眼皮的眼睑睑缘向眼球方向曲卷过多就是睑内翻，婴幼儿大多是先天性的，也叫它为先天性睑内翻。当睑内翻达一定程度时，会造成睫毛位置不正常（睫毛乱长），倒向角膜方向，并产生刺激症状，也就是我们讲的"倒睫"。

倒睫是婴幼儿常见的一种眼疾，尤其是肥胖的婴儿发病率较高。

🔍 表现 »

先天性睑内翻常见发病部位为下眼睑（俗称下眼皮）鼻侧。睑内翻主要是因为产生倒睫而让患儿有眼部刺激症状（倒睫毛扎到眼珠有异物感），因为难受，患儿会时不时眨眼，或用手揉眼睛，有时有轻度怕光、流泪。如果程度较轻，眨眼时睫毛不接触角膜或很少接触，患儿仍可自由玩耍。

处理 »

❶睑内翻轻度且症状不重者，可不急于手术治疗。为了减缓刺激症状，可在倒睫部位的睫毛内侧涂些消炎眼药膏，如0.5%红霉素或金霉素等。

❷家长可经常用手指轻轻提拉患儿鼻梁部位的皮肤，或用拇指从孩子鼻根部向下向外轻轻按摩下眼皮，使下眼皮有轻度的外翻，每次按摩5分钟左右。还可用胶布（橡皮膏）粘贴下睑鼻侧皮肤，起牵拉眼睑作用（皮肤易过敏者不建议用此方法）。

❸病情较重者，睫毛接触角膜较多，应去专科医院手术矫正。

小贴士

· 发现儿童倒睫，不要随便拔掉睫毛，有可能因拔睫毛引起细菌感染造成毛囊炎。

· 随着患儿年龄增长和生长发育，鼻梁会不断长高，睑内翻逐渐消失，睫毛位置可逐渐恢复正常。如果儿童两三岁时，睫毛还没有好转，建议去医院进行手术治疗。

上眼皮下垂

　　患儿的上眼皮下垂（眼皮无法开大）可能就是先天性上睑下垂，即眼睛向前方注视时，上睑皮不同程度地遮盖瞳孔（黑眼珠），轻者上睑遮盖部分瞳孔，严重者则瞳孔大部或全部被遮盖。

🔍 **表现** 》

　　患儿的眼皮无法开大，不但影响美观和视力，而且有时先天性上睑下垂患者还会导致弱视。患儿为了能睁大眼睛看清东西，克服视力障碍，不得不靠收缩额肌来提高上眼睑，时间长了，患侧眉毛向上抬高，额部横向皱纹明显，严重时需仰头视物。可单侧发病，也可双侧同时发病。

💉 **处理** 》

　　如发现患儿上眼睑不能抬高或眼睛睁不大，要尽早到专科医院检查，以便及早确定治疗方案。如轻度不影响视力者，年龄稍大些手术即可。

你知道吗 ❓

　　若遮盖瞳孔较重，应尽早手术治疗，以防止弱视的发生。先天性上睑下垂要与重症肌无力相鉴别，重症肌无力也可见上睑下垂，但可通过肌注新斯的明试验确诊。

婴儿流泪眼屎多

婴儿流泪眼屎多要提防是新生儿泪囊炎。新生儿泪囊炎是由于鼻泪管发育不全，致使鼻泪管不通畅，泪液和细菌潴留在泪囊中，引起感染所致。

🔍 表现 》

新生儿泪囊炎多数发生在婴儿出生后3天内，少数在出生后6个月时发生，症状为流泪，眼屎多，眼屎颜色多为黄白色，还会有轻度的结膜充血（眼睛里面红）。泪囊局部稍隆起，内眦部（眼睛与鼻子之间部位）皮肤有时出现充血或湿疹，压迫泪囊区（在眼睛与鼻子之间靠近鼻梁的部位）有黏液或黏液脓性分泌物溢出，是因为有泪液和细菌潴留在泪囊中，会引起感染。

处理 》

务必就医，在医生的指导下治疗。首先采用最简单有效的方法，即按摩推拿治疗。自内眼角鼻根部向下方（即鼻泪管方向）稍有力度地按摩，每日数次。同时配合局部点药，如0.1%利福平眼液，0.5%庆大霉素眼液，每天各两次，交替使用，晚上涂0.5%红霉素眼膏。经按摩一段时间后，使闭合膜组织萎缩吸收后通畅而治愈本病。

小贴士

一旦发现儿童常流泪、眼屎多，应尽早实行按摩加点药治疗，若时间拖长，患儿逐渐长大，按摩效果相对较差。

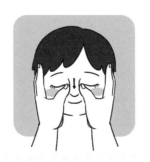

● "红眼病"

红眼病，就是病毒性结膜炎，该病发病急、病情稍重，还能互相传染。

🔍 **表现** 》

病毒性结膜炎发病时典型症状是睑结膜和球结膜高度充血（眼睛红得很厉害），分泌物少且较稀薄，还可出现眼睛不适感、眼痒，但症状并不是很重，一般患儿还可自由活动。

💊 **处理** 》

❶ 结膜炎多为急性的，应及时去正规医院做专科检查后，在医生的指导下用药。仍以局部用药为主，主要为抗病毒治疗。为防止混合感染，也可联合应用抗菌消炎眼液。

❷ 如果病情较重，患儿有耳前淋巴结肿大或伴有发烧等全身不适症状，可加口服药，如板蓝根，每日3次，剂量依儿童年龄大小而定。

你知道吗

· 该病要在眼科医生处确诊并指导用药，以免延误治疗。

· 在红眼病大规模流行时，家人最好不去或少去公共场所，更不要带孩子去。若家中有人发病时，要及时隔离。

· 孩子发病时，尽量想办法按时局部点药（孩子有时哭闹，点药较困难），更要注意观察全身情况。若角膜被感染，要抓紧局部用药治疗，并定期检查，以免角膜溃疡留下瘢痕而影响视力。

眼红、怕光、眼屎多

儿童眼红、怕光、眼屎多，是患上了急性卡他性结膜炎。急性卡他性结膜炎会有明显的眼睑结膜及球结膜周边充血，俗话称"红眼"，并且会有脓性或黏稠性分泌物（也称眼眵或眼屎）。

🔍 **表现** ≫

一般自觉症状不重，患儿仍可自由玩耍。症状稍重者，可有轻度怕光及异物感、双眼奇痒等，一般对视力影响不大。但早晨起床时，脓性分泌物可使上、下眼睑粘在一起，很难睁开眼睛，有时需用湿毛巾湿敷擦拭才行。

🧴 **处理** ≫

及时就医，首先是针对病因治疗，以局部点抗菌消炎眼液为主。应去正规医院做专科检查后，在医生的指导下用药。

你知道吗 ❓

·患急性卡他性结膜炎严禁局部热敷或用热水洗脸，这样会使病情加重导致分泌物增多，要用毛巾冷敷局部，帮助缓解眼部的灼烧感和眼痒。另外严禁包盖双眼，理由同上。

·应保持室内通风换气，毛巾、手帕、脸盆要用水煮沸消毒。上眼药前后均要洗干净手。

·若家中有人患此病，要注意隔离，避免交叉感染。

急性角膜炎

各种因素导致的角膜炎症反应统称为急性角膜炎。

🔍 表现 »

主要为看东西模糊、疼痛、怕光和流泪等刺激症状，并且有明显的视力下降及球结膜充血（眼红）。眼科检查可见角膜光泽消失、透明度减低、溃疡形成等。严重者可继发角膜穿孔、眼内感染甚至失明。

🧴 处理 »

当患儿出现以上情况而导致视力障碍时，家长应意识到可能是角膜炎，千万不能大意，要及时带孩子到医院去治疗。延误治疗可能会发生角膜溃疡甚至穿孔，导致失明。若发生霉菌感染而得不到及时治疗，严重的甚至要摘除眼球。

小贴士

家长若发现孩子眼红、流泪、不敢睁眼睛看东西或哭闹厉害，应马上带其到医院就诊。

角膜偏大

角膜比正常人的大，叫"大角膜"，为先天发育异常。

表现 »

大角膜是一种角膜直径较正常大（即角膜水平径大于13毫米，垂直径大于12毫米），一般无明显自觉不适，可见角膜双侧性较正常大，但角膜透明无异常。如果不合并其他异常，也称为单纯性大角膜。

处理 »

无特殊治疗。可定期到眼科追踪观察。

大角膜须与先天性青光眼相区别，后者角膜大而混浊，角膜缘扩张且边界不清，眼压升高等。若发现患儿为大角膜，须及时就医，并定期监测孩子眼球发育情况。

角膜偏小

角膜比正常人的小，叫"小角膜"，与大角膜同属于先天发育异常。

🔍 **表现** ≫

小角膜就是角膜直径小于正常，多为单眼或双眼发病。角膜横径小于
10毫米，角膜扁平，常常同时伴有其他眼部发育异常，如小眼球、虹膜缺
损、视网膜脉络膜缺损、晶体混浊(白内障)、眼球震颤、视力低下、斜视
等。此外，小角膜常伴浅前房，易发生闭角型青光眼，不伴有闭角型青光眼
的患者中，20％的患者以后可能会发展为开角型青光眼。

💊 **处理** ≫

若伴有其他眼部发育异常或病变，应到医院眼科治疗。

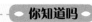

同大角膜一样，若发现儿童角膜大小不同于正常儿童的角膜，
都应及时就医，以及时了解儿童的眼球发育情况，并排查相关眼病。

婴幼儿白内障

婴幼儿白内障大部分为先天性白内障，是在胎儿发育过程中形成的晶状体的不同部位和不同程度的混浊，多数出生前即已存在，出生后逐渐形成或明显加重者为婴儿型白内障。而绝大多数遗传性白内障为婴儿型白内障。

🔍 **表现** »

视力差，专科检查发现晶状体混浊，严重的患儿可见瞳孔区发灰发白。

🧴 **处理** »

❶先天性白内障中的点状白内障和前极白内障如果为静止性（不发展），对视力影响不大，一般不需要治疗，可定期观察。有些核性白内障，散瞳后视力可增加（遮盖一眼，儿童可抓取东西），也可暂不手术。采取药物散瞳治疗。待年龄稍大些（约4岁时）再进行白内障戴囊吸取术联合人工晶体植入术，可有效解决问题。

❷如果散瞳视力不增加或晶状体完全混浊明显影响视力，应尽早手术治疗，以防止弱视发生。

❸因风疹病毒引起的先天性白内障不宜过早手术，因为在感染早后期，风疹病毒仍存在晶状体内，手术时可使这些潜伏在晶体内的病毒释放而引起虹膜睫状体炎，有可能因炎症而引起眼球萎缩。

小贴士

新生儿期开始，家长就应仔细观察其视力发育情况，如果发现孩子瞳孔区发灰发白或视力异常要尽早去医院检查。

● "牛眼"

患儿在外表看来"眼大无神"，如同"牛眼"，是先天性婴幼儿型青光眼。

🔍 表现 》

在发病早期，患儿开始出现怕光、流泪和眼睑痉挛；数周后开始出现角膜发雾（失去光泽），并且眼球逐渐扩大，前房加深，由于眼压升高，角膜水肿明显，角膜外观呈毛玻璃样混浊或无光泽。患儿因怕光常常躲在成人怀里或藏于背后而不愿抬头。当眼压被控制后该症状消失。

发病时眼内压升高，造成视神经损害和视野缺损，最终可导致失明。是婴幼儿致盲的主要眼病之一。

🧴 处理 》

❶由于长期药物的毒副作用及患儿不能自诉的特点，先天性青光眼的药物治疗效果均不满意，或仅能用作短期的过渡治疗或适用于不能手术的患儿。所以一经明确诊断就应立即采取手术治疗。

❷如果不能马上采取手术治疗，先局部点药以控制眼压，减轻症状，药物要在眼科医生指导下使用，但最终都应争取尽早手术治疗，降低失明的风险。眼压控制后，应尽早采取措施保护视功能以防止弱视发生等。

 你知道吗

如果儿童无明显诱因而产生怕光、流泪时，家长应引起高度重视。如果进一步发现儿童角膜失去光泽或眼球增大时要立即去眼科医院就诊，尽可能早发现早治疗，以挽救有用视力。否则将会导致视力完全丧失。

眼球恶性肿瘤

眼球恶性肿瘤，发病初期儿童看起来会像长了"猫眼"，是视网膜母细胞瘤，也是婴幼儿眼部常见的恶性肿瘤之一。

🔍 表现 》

视网膜母细胞瘤发病年龄多在5岁以前。此病发病早期因肿瘤较小，又无明显不适，或已影响视力，但因患儿年龄小，不会说，一般很难被发现。当肿瘤长到一定程度时，瞳孔区呈现黄白色反光，尤其在夜晚或暗处，或关灯时才会被发现。这时患儿视力已基本丧失，表现为瞳孔散大，称"黑蒙猫眼"。这也是本病的特征。

视网膜母细胞瘤主要分两期。其一为眼内期，即肿瘤在眼球内生长。其二为眼外期，即肿瘤已穿破眼球壁而到眼外组织。到了眼外期，如果还得不到治疗，容易引起全身转移。

🧴 处理 》

如果已确诊，以采取手术治疗为主。当肿瘤为眼内期时，做眼球摘除效果较好。到了眼外期应行眼眶内容剜除术，损害较重。术后将已摘除的眼球送病理切片检查，若发现神经断端有肿瘤细胞生长，还需进行放射治疗。

小贴士

家长平时要认真仔细观察孩子的眼睛发育情况及视力的变化，还有角膜和瞳孔的变化。如发现异常，尽早到眼科医院检查治疗。

近视、远视与散光

当眼调节放松状态时，无穷远处物体所成的像没有准确聚焦在视网膜上，即为屈光不正，主要包括近视、远视与散光。当平行光线经过眼屈光系统后，视网膜之前形成焦点的为近视；在视网膜之后形成焦点的为远视；不能在视网膜上形成焦点，而是形成两条焦线的为散光。

🔍 **表现** »

①近视。根据近视度数分类可分为：轻度近视，≤−3.00D；中度近视，−3.00D—−6.00D；高度近视，>−6.00D。出现看远模糊，看近不受影响，喜欢眯眼，易视疲劳等。发展为高度近视，易出现并发症，如视网膜脱离、玻璃体异常、白内障、青光眼，甚至会致盲。

②远视。儿童屈光发育阶段存在生理性远视，但中高度远视眼会出现远近视力下降，视物模糊，如不及时发现及矫正将导致弱视。患者为了获得更清晰的视力，动用眼调节，易诱发调节性内斜视。

③散光。会出现视力下降，不论看远看近都是模糊的，为了看清晰，患儿会把眼睛眯成一条线。可通过屈光、角膜地形图检查确诊。

💊 **处理** »

①近视。家长应重视儿童的视力、屈光检查，建议每年进行眼健康检查，监测屈光变化情况，进行近视防控。如发现孩子有近视的表现，应带其到正规医院进行散瞳验光，确诊真性近视后应予矫正。近视眼是无法治愈的，但可选择框架眼镜、角膜接触镜（RGP和OK镜）等矫正近视，预防近视加深过快。目前佩戴角膜接触镜是控制近视增长的方法。同时，要监督孩子养成良好的用眼习惯，如减少近距离用眼，增加户外活动，避免长时间使用电子产品。

②远视。对于儿童应进行散瞳验光确定远视度数，轻度远视是生理性，不必干预，如远视程度明显，影响视力或内斜倾向时，应配镜矫正，必要时

进行弱视训练。

❸ 散光。佩戴框架镜或角膜接触镜，注意有无合并近视、弱视、斜视，应到专科医院及时对症处理，以免贻误病情。

你知道吗 **?**

　　初次发现有近视趋向的儿童应该到正规医院散瞳验光后再决定是否配镜，以排查假性近视。之后的每次配镜也都应散瞳验光，不可盲目配镜，因为儿童调节能力很强，如果没有正规的散瞳验光，可能会误诊，所佩戴的眼镜不合适，会进一步加剧近视。远视性弱视治愈后、散光的患儿，也应该注意近视的防控。

弱　视

　　弱视就是视力低于相应年龄儿童的视力正常标准，或双眼视力相差两行或以上。弱视几乎都是2岁前发生，如果在8岁前没进行诊断及治疗，视力恢复就比较困难了。

表现

　　当发现患儿视力异常后应到专科医院散瞳验光。若双眼视力均差，或一眼接近正常而另一眼较差，散瞳验光有屈光不正，戴上合适的矫正眼镜后，视力仍低于儿童正常视力参考值下限，且眼部检查均正常者即为弱视。

处理

　　①儿童3岁以后应到医院眼科做检查，如发现儿童视力差，在医院检查已经诊断为弱视，不管是单眼还是双眼，要配合医生为儿童做散瞳检影(验光)，以尽早确定屈光不正的性质。

　　②一旦确诊弱视，必须严格遵医嘱积极配合治疗，弱视的治疗一般最好在学龄前。若在6岁上学后再治疗，效果相对较差。如果超过10岁，效果更差，因为眼睛发育基本完成。希望家长在学龄前密切关注儿童的视力发育情况，并定期到医院眼科进行检查，以便能尽早发现问题并及时得到解决。

　　③佩戴合适的眼镜后3至4周复查视力，此后每3个月复查视力、屈光情况，因为儿童正处于生长发育较快的阶段，若不及时复查，视力、屈光度的发育变化已不符合原治疗方案，最终耽误治疗。

　　④有斜视的弱视患儿不要急于进行斜视手术，应先查清视力、屈光状态。

　　⑤有先天性白内障、角膜混浊、完全性上睑下垂等疾病的患儿，应先尽早就医以消除形觉剥夺病因，随后再积极治疗弱视。同时，在视觉发育关键期应避免不恰当的单眼或双眼遮盖，如果有，应尽早就医，以排查因不恰当的遮盖造成的形觉剥夺性弱视。

斜　视

当管理两眼协调运动的大脑皮质中枢失调时，眼外肌力量不平衡，产生眼位分离，一眼注视目标，一眼偏离目标，可出现眼位偏斜，还常伴有立体视功能损伤及弱视。

🔍 **表现** »

正常人每只眼睛有6条眼外肌（肌肉）。两只眼睛有相同的内直肌、外直肌、上直肌、下直肌、上斜肌、下斜肌。6条肌肉与神经共同协调、平衡完成眼球的正常运动，保持正常眼球位置。而当其中一条肌肉的力量减弱或过强时，眼球位置即发生偏斜，也就是说产生了斜视。

（1）外斜视：受累眼外斜视，例如左眼外斜，为右眼注视时，左眼向颞侧(即外侧)偏斜。

（2）内斜视：受累眼内斜视，例如左眼内斜，为右眼注视时，左眼向鼻侧(即内侧)偏斜。

（3）垂直斜视：受累眼上斜或下斜视，例如左眼上斜，为右眼注视时，左眼向上方偏斜。

斜视患儿除眼位发生偏斜外，有时视力也不正常，有时双眼视力均差，有时单眼视力不好，有时双眼差异较大，但眼部其他检查均正常，严重患者会感觉复视。

💊 **处理** »

❶ 如婴幼儿时期发生斜视，因年龄较小注视还不够稳定，可不急于处理。若内斜时，家长注意不要在患儿眼前近距离吊挂玩物，也不要让其近距离看东西。若发生外斜视时，可训练患儿眼前由远至近看东西（集合训练）。

❷ 儿童3岁以上后，可在家中教其辨认"E"字视力表缺口方向。待儿童能熟练辨认后即可到专科医院检查视力及眼部情况，保证较准确地进行散瞳检影，以便能较准确地了解患儿的屈光状态。

③患斜视不一定都需要做手术。例如患儿有轻度内斜视，而验光后又有远视，这样戴上眼镜，眼位就得到了矫正。反之有轻度外斜视，验光后有一定的近视，戴上眼镜也能解决问题。但是如果内斜视又有近视，或者外斜视又有远视，戴上眼镜则会加重斜视程度，只能手术治疗。有的斜视程度较重，也必须手术矫正。如果患儿有斜视又有弱视，更应尽早手术矫正眼位。这样在学龄前既可以使斜视得到矫正，又可以完成弱视训练，争取获得双眼视功能。

你知道吗

　　如果儿童眼位偏斜长时间得不到矫正，一般双眼视功能很差或没有。如果弱视在学龄前得不到正确的治疗，随着年龄的增长，年龄越大效果越差。超过 10 岁，治愈希望不大，超过 12 岁，基本没有希望治愈。对于儿童患斜视，不管程度如何，都应该到专科医院，请眼科医生制订治疗方案。

眼眶急性化脓炎

眼眶红肿可能是眼眶蜂窝组织炎，它是一种眼眶软组织的急性化脓性炎症，发病急，严重者可危及生命。

🔍 **表现** »

早期发热怕冷，眼球周围疼痛，结膜水肿突出眼眶，眼球向前突出，眼眶较健康的一侧明显饱满，眼球活动有障碍，视力减退，上、下眼睑不能对合等。

💊 **处理** »

发现患儿眼部及全身异常情况，应立即到医院眼科检查。一经确诊，立即全身给大剂量抗生素静脉点滴，以控制炎症进展，并针对病因治疗。还要给患儿多饮水，局部热敷等。

小贴士

眼眶炎症较重，距头颅较近，危险性也大。发现上述情况，应尽早为患儿进行检查治疗。

眼眶恶性肿瘤

眼眶也有恶性肿瘤，眼眶横纹肌肉瘤，是儿童时期最常见的眶内恶性肿瘤。

🔍 表现 »

眼眶横纹肌肉瘤发病年龄多在10岁以下，少见于青年，偶见于成年人。肿瘤生长快，恶性程度高。肿瘤好发于眼眶上部，使眼球向下方突出，眼睑水肿，球结膜水肿并突出于睑裂之外，类似眼眶蜂窝组织炎，但肿瘤可累及全眼眶并向颅内蔓延。

🧴 处理 »

发现病变后及时治疗，目前多采用综合治疗，即手术前化疗使肿瘤体积缩小，然后进行肿瘤扩大范围的切除（包括肿瘤周围部分正常组织），术后再化疗及放疗。

小贴士

眼眶横纹肌肉瘤肿瘤生长快，恶性程度高，发病后应及时治疗。

5 儿童耳、鼻、喉、口腔问题

　　耳鼻喉口腔不单是呼吸道的门户，它与大脑紧密相连。耳鼻喉口腔是儿童容易感染的部位，头面部轻微的感染处理不正确可能会引起大的后果，轻的可能会影响头面部发育，导致畸形发生，严重的影响儿童智力发育，甚至导致生命危险。因此，当耳鼻喉口腔出现意外或疾病的时候，儿童看护人员的应急处理方法和技能在医护人员未到达之前对儿童的生命安全及生命质量起着非常重要的作用。

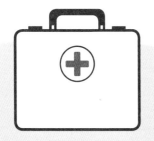
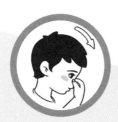
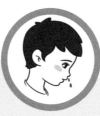
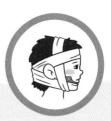

★ 外耳湿疹

外耳湿疹是耳郭、外耳道及其周围皮肤的反应性炎症，是儿童常见的一种变态反应，过敏性体质的儿童多见。其原因是多方面的，人工喂养某些乳制品的儿童多见发病。另外，外耳道有脓性分泌物或耳内泪水、汗液、肥皂水等对局部皮肤的浸渍也可发生外耳道湿疹。

当年龄较小的儿童不停地用手抓耳朵时，家长可要警惕了，可能是儿童患上外耳湿疹了。

🔍 表现 ≫

外耳道等皮肤表面粗糙、充血或呈鳞屑样表现，有时出现红肿、红斑，有时出现小丘疹、小水疱。因耳痒，患儿经常搔抓，耳部可见搔抓痕，感染后可出现脓疱和溃疡，也可出现听力减退、耳鸣等症状。

🧴 处理 ≫

①祛除病因，预防为主。主要是找出原因，从居住条件、环境、饮食以及儿童的个人卫生等找原因。只要去掉原因，湿疹不治自愈。

②局部减少刺激，尽量避免儿童抓痒、掏耳等。

③保持患儿局部皮肤干燥、清洁，控制感染，必要时配合脱敏药物治疗。

★ 上呼吸道感染与耳痛

　　大疱性鼓膜炎亦称出血性大疱性鼓膜炎，是鼓膜及其相连的外耳道皮肤的急性炎症。常发生于病毒性上呼吸道急性感染期，多为单侧。

🔍 表现 »

　　突然耳深部剧痛，不可忍受，大些的儿童可诉说耳痛并伴有嗡嗡声（耳鸣），婴儿则表现为哭闹及抓耳现象。检查鼓膜可看到大水疱，严重者整个鼓膜都成为大水疱。大水疱破裂后疼痛立即减轻或消失。

🧴 处理 »

　　该病发病快、急，痊愈也快，几天内就可痊愈，但也有1—2周才痊愈者。大疱破裂后形成干痂，干痂脱落后鼓膜恢复正常。

　　① 原则为抗病毒，缓解耳痛，防止继发感染。

　　② 耳痛时可服用止痛药与镇静剂。

　　③ 无菌条件下可以刺破大疱，或理疗促进液体吸收。

　　④ 大疱破裂后可用无菌棉签揩净外耳道，保持外耳道干燥。有继发感染者可全身应用抗生素治疗，也可局部用抗生素滴剂。

小贴士

　　本病治疗同感冒一样，用激素对止痛有一定效果，一般的止痛药无效。将患儿抱到室外或去医院就医的途中疼痛可能缓解，因为冷空气浴有良好的止痛作用，室温高则疼痛加重。

★ 耳郭的软骨发炎

耳郭的急性软骨膜炎就是指急性化脓性感染软骨，如果炎症扩散，就可能发生软骨坏死，遗留耳郭畸形。

耳郭的皮肤下组织少，容易受损伤出现软骨膜炎。以下情况都能引起此病。

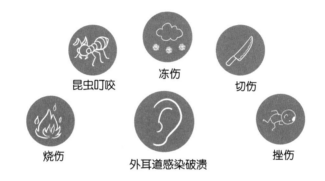

昆虫叮咬　　冻伤　　切伤

烧伤　　外耳道感染破溃　　挫伤

🔍 表现 》

患儿发热，全身不适，食欲不振。开始耳部有麻木感、痒感，继而很快出现剧烈胀痛、跳痛、红肿，整个耳郭变大，甚至比对侧正常耳朵大一倍。已形成脓肿时可有波动，表面皮肤暗红色或浅黄色隆起，破溃后流脓，并留下皮肤瘘管，久治不愈。如炎症不能控制，最终软骨可全部坏死，留下菜花样畸形耳。

处理 》

尽早去医院治疗。

在炎症初期应用大剂量抗生素控制感染。发生软骨坏死后，必须尽早手术以减少耳郭畸形。

★ 急性弥漫性外耳道炎与外耳道疖

　　急性弥漫性外耳道炎与外耳道疖是儿童常见的耳部急症。急性弥漫性外耳道炎是外耳道皮肤和皮下组织的炎症。外耳道疖是局限性外耳道炎，是外耳道毛囊或皮脂腺的化脓性细菌感染，一般多发生在外耳道外1/3处，有时单发，有时多发。

　　挖耳、不洁的水或中耳化脓液污染、药液刺激等都可诱发感染，少儿乃至青少年容易发生。

🔍 表现 »

　　外耳道皮肤充血、红肿，继而出现糜烂有浆液性渗出物，有时有臭味。外耳道呈环形狭窄。形成脓肿或疖肿时剧烈跳痛，儿童出现烦躁。进食时疼痛更重，触摸时感到剧烈疼痛，严重者可有发烧、张口困难。再严重者可引起耳郭周围蜂窝组织炎、耳郭肿起、移位，周围淋巴结可肿大，疖破溃后可流脓，同时疼痛可减轻，须去医院做出诊断。

🧴 处理 »

①抗感染为主，做红外线、超短波理疗可促进消肿、止痛。

②局部为形成脓肿者用1%—3%碘甘油或10%鱼石脂软膏涂患处。

③疖肿已有脓时可切开引流，一般很快愈合。

⭐ 耳朵外伤

耳郭显露于头部的两侧，很容易遭受各种损伤，如耳郭挫伤、耳撕裂伤以及耳郭断伤等。

🔍 表现及处理 》

❶耳郭挫伤。常见的是机械性损伤，是耳郭受钝物打击、挤压、冲撞、跌倒或被人冲撞等造成的外伤。表现为挫伤后耳郭肿胀，皮下瘀血，有时可形成血肿，甚至发生软骨坏死，继发感染可能造成耳郭畸形。

血肿早期可冷敷处理，最好用冰袋置于耳郭上，防止血液继续渗出。72小时后可用热敷。如果血肿较大，需到医院请专科医生处理。

❷耳撕裂伤。锐器切割、刺伤或交通事故等原因伤及部分或全部耳郭而致耳郭撕裂。轻者仅为一裂口，重者可使耳郭撕裂缺损。

发生这种情况时应注意有无身体其他部位的合并伤，特别是颌面部、颅脑等处的损伤，以免因搬运患儿而耽误重要器官的诊治。

❸耳郭断伤。由于刀割、锐器等使耳郭完全断离或部分断离，是耳朵外伤中最严重的。

家长一定要保存好耳郭断伤的部分，带儿童尽快去医院，污染越少越好。断耳再植成功与否与去医院的时间早晚关系极大，时间越短越好。

☆ 鼓膜震破

鼓膜外伤是在直接外力的作用下，如掏耳直接刺破鼓膜，或者在掏耳时被他人不小心碰了手而刺伤鼓膜；间接外力的作用下，如打耳光、爆炸时的空气冲击等引起的外伤。鼓膜（俗称耳膜）是一很薄的膜状结构，是听力结构的重要组成部分，一般不容易受到损伤。

🔍 表现 》

耳内突然有剧烈的疼痛、轰鸣，也可伴有听力下降，有时有眩晕或呕吐。自耳道可能流出少许血液。检查可看到鼓膜有穿孔，穿孔的特点是孔为裂隙状或不整齐的三角形，周围有少许血迹。

🧴 处理 》

①清洁外耳道，避免耳道进水，避免污染穿孔继发感染。

②必要时口服抗生素。

③一般3—4周穿孔就可愈合，如果穿孔3个月仍不愈合可进行修补术。

★ 分泌性中耳炎

分泌性中耳炎又叫卡他性中耳炎、"胶耳"等，是中耳腔内积有非化脓性液体的一种疾病，是儿童常见耳病之一。

该病的发生主要与儿童咽鼓管解剖结构有关。儿童咽鼓管短，平卧位吮乳，乳汁易进入中耳。近年研究发现分泌性中耳炎与腺样体肥大、免疫功能失调也有一定关系，所以引起儿童分泌性中耳炎有多方面的原因。

🔍 表现 》

听力会出现减退，听外界的声音低，听自己说话的声音增大，但听不清晰自己的声音；在做吞咽动作时，耳朵里面有回声；当头位变动时，听力可能有暂时性好转。只有较大的患儿才能有这种陈述，不会陈述的儿童只有靠家长发现其听力减退的表现。患儿也会出现耳痛和耳鸣。

💊 处理 》

应在医生指导下进行治疗，原则是消除中耳积液，改善中耳通气，恢复听力。

❶一般先采取保守治疗，也就是药物治疗，如鼻腔滴药。注意滴药时头位应向患侧倾斜30度和后仰30度，以便使药液流到咽鼓管口，改善咽鼓管通气和引流。还可以捏住鼻子，闭上嘴用力鼓气。

❷必要时进行鼓膜穿刺、鼓膜切开、鼓室置管术等手术治疗。

✦ 中耳炎

急性化脓性中耳炎是中耳黏膜的急性化脓性炎症。6岁以下的儿童是易发群体，常继发于上呼吸道感染。

🔍 **表现** »

儿童耳痛，多伴有发热、耳鸣。较小的儿童表现为哭闹，抓耳朵，入睡困难；大一些的儿童会有发热、恶心、呕吐。要及时治疗，否则会造成鼓膜穿孔，鼓膜穿孔后有脓液自外耳道流出，有异味。

🧴 **处理** »

及早去医院就诊，对于急性中耳炎，使用抗生素治疗能缓解症状，结合鼻腔滴药，防止转为慢性化脓性中耳炎或鼓膜穿孔。

◀ 你知道吗 ▶ ❓

避免儿童患中耳炎要重视预防。婴幼儿的咽鼓管平而短，如果患上呼吸道感染，鼻咽部的细菌很容易沿着咽鼓管进入中耳。积极治疗上呼吸道疾病，减少因咳嗽、擤鼻涕而导致中耳感染的风险。

✦ 眩 晕

眩晕是机体对空间的一种运动感觉，自觉周围物体或自身在旋转，或为上下、左右摇晃，或有自身的移动感觉，而且伴有平衡障碍。

眩晕与头晕、头昏不同，头晕头痛不伴有运动感觉或动摇感觉。

🔍 表现 》

不同原因均能引起儿童眩晕。

①良性阵发性眩晕。1—4岁儿童常有阵发性眩晕，突然不明原因眩晕，数分钟后好转。一般与儿童平衡运动发育不完善有关。

②儿童运动病。如晕车、晕船、晕飞机，甚至玩滑梯、转椅都晕。

③周围性前庭性眩晕。如耵聍栓塞，外耳道异物，因鼓膜受压而干扰内耳等原因引起前庭平衡功能障碍。

④中耳疾病引起的眩晕较严重，而且还伴有神经性耳聋。

⑤内耳疾病引起儿童眩晕，如外伤、剧烈咳嗽或打喷嚏、气压伤、颅外伤等都可引起内耳性眩晕。

⑥假性眩晕，如儿童低血糖、贫血、心血管疾病、颅脑疾病等。

💊 处理 》

儿童的眩晕诊断很困难，因为儿童的感受和表达往往不一致，不能真实地说出眩晕的感觉，加上目前没有一种能准确地检查出眩晕的仪器，因此，家长要细心观察儿童眩晕发作时的表现，医生应仔细询问病史，和小儿神经科、小儿内科及眼科医生共同综合分析后做出判断，采取相应治疗措施。

★ 耳　聋

耳聋是听觉传导通路发生器质性或功能性病变导致不同程度听力损害的总称。

🔍 表现 »

对不同程度分贝的刺激无听觉反应或反应弱，以及相应的语言及其他行为障碍。

正常情况下，新生儿在安静的环境中，对60—70分贝的刺激声可能出现听觉反射，随着月龄增长，听觉能力逐渐增强。4—7个月时，婴儿对拍手声就有明显反应，1岁左右，只要给25—35分贝就可引起其听觉反应，2岁时，听觉神经发育基本与成人相同。

听觉发育从生后即开始，3个月以后有意义的听觉行为逐渐得到发展。对耳聋的儿童，如果能在这个时期，即听觉语言发育最佳时期进行早期干预，康复就能获得最好的效果。

🍶 处理 »

早发现早治疗。7岁以内的聋儿正处在听觉、语言、智能等诸方面的发展及发育的关键时期，如果做到早期干预，早期配戴助听器，早期进行听觉、语言训练，就会最大可能地使他们恢复听觉语言功能，能听会说，重新回到有声世界。

★ 鼻出血

鼻出血是4—10岁儿童多见的一种鼻部疾病。这与他们自身的生理特点和行为特点有关。鼻中隔靠前部的两侧各有一个小血管区，由于儿童这个部位的黏膜幼嫩，因此，当鼻腔感染、黏膜溃烂、用力擤鼻涕、打喷嚏、用手挖鼻孔、鼻腔异物、干燥等都可引起血管损伤而出现鼻腔出血。90%以上儿童鼻出血都是此部位。另外鼻腔肿瘤、血液病、维生素缺乏等也可以引起鼻出血。

小贴士

鼻出血时将头后仰，认为能止血是错误的，这样会使鼻腔血倒流入咽喉，甚至误吸入喉、气管中，造成气管异物。

🧴 **处理** 》

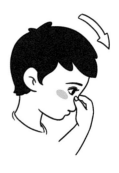

❶小的出血，特别是鼻中隔血管区的出血，用手指捏住鼻的两翼，压住中隔的血管区，头向前倾或低下头，压迫数分钟左右就可止血。

❷如果仍有出血，或自口中吐血，说明有较大的血管出血，一定要及时到医院耳鼻喉科就诊。

★你知道吗★ ❓

· 预防出血。如勤给儿童剪指甲，不要让儿童挖鼻孔；防止室内空气干燥；不要盲目给儿童进补，给孩子多喝水，多吃蔬菜、水果等。

· 如果儿童鼻腔干燥，可以给鼻腔里涂抹一些油膏或眼药膏以保护鼻黏膜湿润。

· 如果儿童反复发生鼻出血，建议去医院耳鼻喉科就诊，排查有无其他疾病。

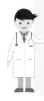

★ 用手挖出来的鼻前庭炎

鼻前庭炎是鼻前庭皮肤的炎症和湿疹，常见的原因是鼻腔中有脓性分泌物刺激或患儿经常用手挖鼻孔引起的。也有些人是由于滴鼻药过敏或向鼻内抹药膏引起的过敏反应。

🔍 表现 》

鼻孔内痒、痛。检查鼻腔可见前庭皮肤充血，表皮脱落和血浆渗出形成浅表溃疡，并有干痂，有时出现小裂缝，触之疼痛。

🧴 处理 》

首先是病因治疗，消除鼻窦炎以及全身性疾病，禁止用手挖鼻孔。

急性期可以温热生理盐水湿敷，如果渗出液多，可以配合氧化锌油膏和抗生素软膏涂抹。

★ 鼻疖肿

鼻疖是鼻前庭皮肤或鼻尖部皮肤中的皮脂腺或毛囊急性化脓性炎症，包括毛囊炎和皮脂腺炎。

表现 》

局部红肿热痛、隆起，有时伴高热或全身不适。下颌下或颏下淋巴结肿大，有压痛。炎症扩散可能引起上唇肿胀和面部红肿热痛以及蜂窝织炎。

处理 》

原则是先采用非手术治疗，早期局部可用鱼石脂软膏外敷于疖肿区，也可理疗促使脓栓形成。如果疖肿已成熟，可消毒后引出脓来。必要时要用足量的抗生素控制感染。

小贴士

鼻疖很容易诊断，治疗也不难，但是鼻疖可引起炎症向周围扩散，引起严重的并发症。

★ 你知道吗 ?

原来人体内的静脉都有瓣膜，这些瓣膜保证了静脉血只能向心脏方向流动，不能倒流。而面部的静脉无瓣膜，血可上下自由流动。当面中部出现鼻疖肿时，如果用手挤压疖肿就可能使其脓性分泌物带着大量的细菌顺着静脉而到达颅内，将引起严重的颅内并发症，造成极严重的后果。因此这一部位被称为危险三角区。患了鼻疖肿，不能用力挤压，否则可能成为危险三角区的炸弹。

✦ 鼻骨骨折

　　鼻分为外鼻、鼻腔、鼻窦。外鼻就是人们常说的鼻子，在面部的美容中占重要地位。它突出于面部的中央，交通事故、各种意外、体育运动、打架等容易引起鼻骨骨折。

🔍 **表现** ≫

　　鼻外形塌陷、歪斜、扭曲、鼻腔堵塞、出血。外伤2—4小时后由于周围组织的肿胀、淤血，骨折畸形不好判断，需要借助X线或CT检查进行诊断。

🧴 **处理** ≫

　　① 单纯鼻外伤流血，首先要止血。让患儿坐下，身体微前倾，成人用拇指和食指捏紧患儿的鼻子，坚持5—10分钟左右，以遏制流血。如果出血不止（鼻血不断流入喉咙），需送医院，手术结扎止血。

　　② 严重外伤者常伴有头颅骨外伤，应立即送医院，分轻、重、缓、急，先处理颅脑外伤，再处理鼻部。

　　③ 鼻外部软组织还未肿胀者尽快鼻骨复位，以恢复鼻腔通气，改善面部畸形。出现肿胀则需要等消肿后再复位，两周内都可以复位。

　　④ 儿童鼻骨骨折复位后，不能用手捏压，否则可使已复位的骨又塌下去。

小贴士

　　鼻骨复位只能是达到基本要求，不可能做到与伤前丝毫不差，尤其鼻外部有皮肤软组织损伤者，可能将来遗留有瘢痕。

★ 脑脊液鼻漏

鼻窦与脑脊液有什么关系？鼻窦是人头颅骨中含气的空腔。鼻窦共 4 组，每组都是对称的两个：从上向下有额窦、筛窦、蝶窦及上颌窦，每个窦都有管道与鼻腔相通。额窦在最上部，其后壁与脑组织只隔一骨板，筛窦和蝶窦在中、后部与大脑也只是一骨板之隔，而且此骨板很薄，很容易损伤，一经损伤脑脊液便从鼻腔流出，造成脑脊液鼻漏。

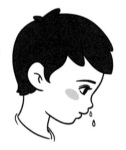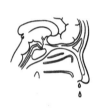

🔍 **表现** 》

受伤后脑脊液鼻漏立即就可发生，也有的在伤后过一段时间后发生。脑脊液一般呈血性液体自鼻腔流出来，其液流的中心是红色的，而周边是清澈水样或自鼻腔流出的无色水样，液体干燥后不呈痂状。

🧴 **处理** 》

外伤性脑脊液鼻漏可先保守治疗。包括预防感染，预防颅压增高，取头高卧位。要限制饮水量和食盐摄入量，避免用力咳嗽和擤鼻涕，防止便秘。

保守治疗无效时，2—4 周不愈，则进行手术修补。

★ 急性鼻炎

　　急性鼻炎俗称伤风或感冒，三个名称实为同一种疾病。内科医生从全身表现看，诊为伤风或感冒；耳鼻喉科医生则着重于病人的鼻部表现，因而诊为急性鼻炎。

🔍 表现 »

　　初期：一般起病急，儿童常有高烧、惊厥或呕吐、腹泻等消化道症状；大一些的儿童可诉说鼻内发痒、发干、打喷嚏以及怕冷、头痛等症状；检查可见鼻腔黏膜充血、水肿、分泌物增多。

　　中期：出现打喷嚏、流鼻涕、鼻塞等症状，有时伴有咽痛和耳痛；鼻涕开始多为清水样，逐渐变为黏稠和脓样。

　　恢复期：鼻塞减轻，鼻涕逐渐减少，体温恢复正常，精神好转，7—10天能恢复。

🧴 处理 »

　　①急性鼻炎经常伴有很多并发症，如并发扁桃体炎、鼻咽炎、鼻窦炎、中耳炎和支气管炎，可使病情复杂，甚至久治不愈。局部治疗可用0.5%麻黄素滴鼻，改善鼻腔通气。

　　②体温升高时应卧床休息，多喝水，饮食方面要吃流食或软食。

　　③适当应用阿司匹林降温，高烧、惊厥者应去医院就诊。

小贴士

　　滴鼻药时取侧卧头低位，侧卧于患侧，肩部垫高，使头偏向下和向前倾斜，从下侧鼻孔滴药4—5滴并维持此位5分钟。

★ 急性鼻窦炎与头痛

急性鼻窦炎是鼻窦黏膜的急性炎症，最多的是上颌窦炎。儿童抵抗力弱，免疫力差，对外界的适应能力不强，特别是身体虚弱的儿童容易感冒，一感冒就易患上呼吸道感染，也因此易患急性鼻窦炎。另外，游泳、跳水不注意正确方法也是引起鼻窦炎的原因。

🔍 表现 》

早期症状与急性鼻炎相似，主要是鼻塞，鼻涕增多。急性鼻炎一般在3—4天后开始好转，一周即可恢复。如果一周后不但没有恢复，甚至更加严重，出现黄脓鼻涕，继而鼻窦中积脓，症状更明显，这就是患了鼻窦炎。

儿童患急性鼻窦炎还有些特殊的症状，如咳嗽、胃肠道症状。儿童因不会擤鼻涕，鼻腔脓液经鼻后孔流到气管，引起咳嗽，尤其夜间咳嗽更重。有时睡觉中突然咳嗽、惊醒，将脓液吞咽到胃中则引起食欲不振、恶心呕吐、腹泻等症状。

🧴 处理 》

原则是根除病因，通畅引流，控制炎症，防止并发症。

① 注意休息，及时遵医嘱应用抗生素。

② 充分引流，局部可以热敷理疗，鼻腔冲洗。

小贴士

· 儿童鼻窦炎诊断中需家长配合，如病史中鼻塞、鼻涕多、咳嗽、发热、头痛等症状全凭家长诉说，因此家长必须仔细观察患儿的这些症状。

· 儿童的鼻部检查易引起恐惧感，家长必须配合医生消除患儿的紧张心理，完成检查。

★ 危及生命的咽白喉

白喉是由白喉杆菌感染引起的急性上呼吸道感染的急性传染病。主要病变是咽、喉发生不易剥脱的假膜。本病主要侵犯 2—5 岁儿童，但 10 岁以下的任何年龄都可发生。

当身体抵抗力低下，局部黏膜有损伤时，细菌乘虚而入，引起发病，它产生的外毒素是导致本病的主要因素。

🔍 表现 》

咽部疼痛和上呼吸道症状，有假膜，并可扩散口咽及喉咽。假膜不易擦掉，强行剥离则留下创面出血。严重时体温可达 40℃。如合并其他感染，特别是链球菌感染，假膜可由出血而变黑色，咽部明显肿胀或有坏死，周围组织水肿或有炎症，状如"牛颈"。中毒症状严重，可发生循环衰竭或中毒性休克。

🍶 处理 》

① 如检查可疑，应先将患儿隔离。可疑儿童可以接种白喉类毒素，对白喉易感的接触者要注射抗毒素，发病早期应用抗毒素得不到终身免疫。

② 治疗过程中必须注意预防心肌炎、肾炎、周围神经炎等并发症的发生。

小贴士

· 患儿如有白喉嫌疑时一定要去医院检查。

· 白喉的传染源是病人和白喉带菌者，主要的传播途径为飞沫、污染的手、玩具、文具、餐具、手帕等。

★ 急性扁桃体炎

扁桃体是人体的一个免疫器官，扁桃体在机体抵抗力低时会感染细菌或病毒，引起炎症，常伴有不同程度的咽黏膜和淋巴组织炎症。扁桃体炎是婴幼儿的常见病。初春和晚秋季节多发此病。

致病菌多为乙型溶血性链球菌。溶血性链球菌感染性较强，由飞沫、饮食或直接接触感染。患病后机体可产生抵抗力，但维持时间不长，急性发作后间歇两周可再次急性发作，有些患儿甚至间歇更短。

🔍 表现 》

突发高热，体温过高时可发生抽搐，局部咽痛明显，常放射至耳部，并伴有吞咽困难，也可有同侧耳痛、耳鸣。患儿精神萎靡、乏力，甚至呕吐、腹泻、腹痛。年龄偏小的患儿表现流口水、拒食、哭闹。扁桃体红肿，肿大的扁桃体上面可见黄白色的脓点。

🧴 处理 》

❶早期对症治疗为主，每天早中晚可用淡盐水漱口，保持口腔卫生。

❷症状较重时，要及时用足量抗生素，青霉素类、红霉素、头孢类效果都很好。

小贴士

扁桃体炎是婴幼儿期的多发病，如果治疗不及时或不彻底，常会反复发作。家长一定遵从医嘱，不要擅自停药。

★ 咽部脓肿

咽部脓肿一般包括扁桃体周围脓肿、咽后脓肿和咽旁脓肿。

扁桃体周围脓肿是由于急性扁桃体炎未得到及时控制向其周围发展并且化脓形成。

咽后脓肿是咽后间隙化脓。

咽旁脓肿是由于咽旁间隙受细菌感染而引起的化脓性急症。

Q 表现 》》

患儿表情痛苦，脖子不敢动，表现颈假性僵直。常见的特殊体位是头稍前倾和偏向患侧，颈部转动困难，常用手托腮，以减轻痛苦，呼吸时口有臭味。患儿拒食，语言含糊不清，带有开放性鼻音，甚至有张口困难，牙关紧闭，大的脓肿可引起呼吸困难。

处理 》》

咽后脓肿和咽旁脓肿都是婴幼儿严重急症之一，不可轻视，需及时入院治疗。

小贴士

咽部是食物及呼吸的通道，咽部脓肿不但影响饮食，更影响呼吸，严重感染也使机体吸收大量毒素，不及时控制势必危及生命。

✦ 喉挫伤

喉挫伤是指钝器撞击或挤压面颈部皮肤无伤口的外伤，又称闭合性喉外伤。儿童好动，会因嬉戏、追跑、打逗，甚至追赶小狗、小猫等，不慎摔倒，当仰头向前摔时颈部碰撞在桌角、椅背、床边、床沿等硬物上，可伤及喉部。另外打斗、卡扼颈部、车祸或其他意外也可伤及喉部，出现喉挫伤。

🔍 **表现** 》

①喉外部表皮似乎无明显的伤迹或偶有皮下瘀血肿胀，但喉内部可有严重损伤，可出现喉水肿，黏膜下出血，软骨骨折或脱位。

②患儿出现轻微喉痛，声嘶，严重者可有咯血，颈部皮下气肿和呼吸困难。

🧴 **处理** 》

①让儿童安静少言，颈部减少运动，可以进流食温食，忌热食物，让喉部休息，防止呼吸道水肿。

②止痛、止咳、消炎，严密观察儿童呼吸及颈部皮下。

③尽早到医院就医。

☆ 犬吠样咳嗽的急性喉炎

急性喉炎是冬春两季的常发病，1—3岁的婴幼儿更易得急性喉炎。婴幼儿呼吸道狭小，喉软骨支架弱，又不会咳嗽，如果患急性喉炎，咽部水肿容易导致呼吸道阻塞，出现呼吸困难，严重的会有生命危险。

🔍 **表现** ≫

急性喉炎常常是由感冒引起的。患儿声音嘶哑、轻咳和发热。咳嗽呈阵发性、犬吠样（类似"空空"的声音）。有时发病突然，夜间睡梦中突然声哑，频咳，吸气时可有喘鸣，呈现呼吸困难，严重者出现发绀、出汗或精神淡漠。

急性会厌炎也是喉炎的一种特殊形式。患儿咽、喉部疼痛，吞咽障碍，语言不清，说话似口中含物。患儿常表现拒食、易呛、流涎或哭闹不安。用压舌板压舌头时，患儿恶心用力时的瞬间可看到会厌充血肿胀，甚至成球形。

🧴 **处理** ≫

①发现儿童咳嗽与以往不同，咳嗽非常深或声音嘶哑，都有可能是喉炎，要及时去医院诊断治疗。

②早期应用抗生素，控制炎症，防止扩散。

小贴士

· 治疗期间做好护理，尤其在夜间注意观察儿童的呼吸情况。

· 给儿童吃易于消化的流食或半流食，多喝水。

★ 会传染的腮腺炎

流行性腮腺炎俗称"痄腮"，是由病毒感染引起的呼吸道传染病，具有传染性。常可引起脑膜脑炎、睾丸炎、卵巢炎、胰腺炎等并发症，但病后可获持久免疫力。

晚冬和早春是发病的高峰，要注意预防。感染流行性腮腺炎后会有14—21天的潜伏期，不过1岁以下的婴儿不常见，多发于学龄前儿童。家长要掌握流行性腮腺炎的基本常识及治疗方法。

🔍 表现 》

开始患儿会出现食欲不佳，接着会出现一侧或两侧以耳垂为中心，向前、后、下肿大。肿大的腮腺常呈半球形，边缘不清，皮肤表面不红，但摸上去发热，有触痛。高峰期会出现38℃—39℃的发热，局部肿胀疼痛会持续5—7天，最晚10天左右即可痊愈。

💊 处理 》

❶确诊后，应将儿童居家隔离，直至腮腺肿胀消退。

❷本病为自限性疾病，目前尚缺乏特效药物，抗生素治疗无效。某些外敷药可能有助于缓解局部症状，但并不能缩短病程，一般预后良好。

❸家长做好护理。如可适当进行局部冰敷（用干净的毛巾或纱布包裹住冰袋），以减轻儿童的疼痛。如出现高热，可进行物理降温或服退烧药，给儿童吃半流食，可以减轻因咀嚼造成的咽痛。

小贴士

如出现这些情况立即就医：腮腺肿大后出现高热、头疼、脖子发硬、喷射状呕吐、嗜睡；较大的儿童患病一周后出现腹痛、睾丸肿痛；面色苍白、心慌无力、气短、心跳快。

★ 疱疹性口炎

疱疹性口炎是口腔内发生的单纯疱疹病毒引起的原发急性感染性疾病。6岁前儿童多发。尤其在病毒感染发热后常常发生。

🔍 **表现** 》

发病初期患儿发热、烦躁、拒食，唾液增多并流涎。随之口腔黏膜任何部位均发生充血、水肿，出现散在的红斑，然后在红斑的底盘上发生水疱，水疱可以簇拥成堆或互相融合，疱疹破裂后形成大量溃疡，如满天星状。口唇、鼻颏、外耳道口、耳郭等周围皮肤也可出现水疱，后结痂，痂皮脱落自愈，但还会复发。

🧴 **处理** 》

① 全身治疗。充分休息，给予维生素及高营养食物。口服抗病毒药物。
② 局部治疗。注意口腔卫生，局部止痛，防止感染。

⭐ 鹅口疮

鹅口疮，又称雪口，是由白色念珠菌引起的婴幼儿咽部感染，特别是新生儿及 6 个月内免疫力差的婴幼儿更多见。有些母亲在分娩前有霉菌性阴道炎，生产过程中易传染给婴儿。有些不讲卫生的母亲，乳头不洁或奶瓶消毒不严也可直接导致婴幼儿患病。

🔍 **表现** »

口腔可见白色、松软斑点或斑片状膜，口颊、腭部、舌、唇等处都可见，有些融合成较大片状。

🍶 **处理** »

局部治疗，可用 1% 碳酸氢钠溶液涂抹，或制霉菌素溶液，或 1% 克霉唑涂擦，每日 3—4 次。如果咽喉部有大片白膜，同时引起呼吸困难时，需去医院，由医生清除咽喉部白膜，以防白膜脱落引起窒息。一般不需要全身用药，若有内脏感染需要全身用药。

小贴士

该病的预防极重要，注意婴幼儿口腔卫生和奶瓶消毒，改善营养，增强体质，提高抵抗力，勿滥用抗生素。另外治疗用药要坚持，否则非常容易复发。

★ 急性坏死性龈口炎

坏死性龈口炎为梭状杆菌及奋森氏螺旋体感染所致，两者为共生厌氧菌，是口腔寄生菌。平时不发病，只有抵抗力下降时才发病。儿童多在流感、麻疹、肺炎等急性传染病后或身体虚弱、重度营养不良时才发病。

🔍 表现 》

发病急骤，疼痛明显，有发热、全身不适以及颌下淋巴结肿大。牙龈边缘及龈乳头顶端出现坏死，坏死组织表面可有假膜，擦去后可见出血创面。侵犯到牙周膜时，引起牙松动。唇、颊、舌、腭、咽、口底等处黏膜均可受累，形成不规则形状的坏死性深溃疡。

💊 处理 》

本病可以造成牙床及面部畸形或缺损，因此需要及时去医院控制感染。局部要特别注意口腔卫生，处理牙龈和龈乳头的坏死物，去除大块牙结石。

注意增加营养，补充维生素，增强抵抗力。

★ 牙槽脓肿

牙槽脓肿一般是牙根与牙根周围骨头（牙槽骨）间急性化脓性炎症，多因感染的牙神经（牙髓炎）通过根尖孔向牙根周围扩散引起发病。

Q 表现 ≫

患牙剧烈持续性疼痛。当牙根化脓时牙齿会松动、伸长，咬牙时疼痛加重，因此患儿不愿进食。脓液会向周围组织，如唇、颊、舌侧黏膜等处排出，脓液排出后疼痛减轻。

处理 ≫

患儿牙痛时应及时去医院检查，炎症初期医生会将牙髓腔开放，开放引流一般都能控制炎症扩散。已形成脓肿应切开排脓，必要时全身应用抗生素。

★ 你知道吗 ?

需要提醒家长的是，预防胜于治疗。因此，要想不让儿童痛苦，就要坚持指导儿童好好刷牙，保持口腔卫生。每隔半年或一年，定期带儿童到医院做口腔检查。

✦ 牙髓炎

牙髓炎主要由龋齿（虫牙）等感染牙髓所致。牙齿发育异常造成的牙体缺损、意外事故造成的牙冠折断、牙髓暴露等牙体硬组织疾病，如不能得到及时有效的控制和治疗，均可引发牙髓炎。

🔍 表现 》

冷热痛，夜间加重，有时伴咬合痛。因儿童面部软组织疏松，有时局部肿胀。如果不治疗会发展为根尖周炎症，甚至面部会肿胀。

处理 》

带患儿看医生，对牙髓进行根管治疗。

小贴士

要想让儿童远离牙痛，需要儿童养成好的卫生习惯，定期做口腔检查，及时消除虫牙。要知道小洞不补，大洞可是要受苦的。

你知道吗 ❓

乳牙龋齿要不要治疗？

乳牙龋病是儿童最为普遍的疾病，3岁儿童发病率为50.5%。有人认为乳牙还有接班的恒牙，乳牙坏了换牙就好了。这种认识非常错误，因为乳牙龋齿的危害很大。

首先，乳牙患龋影响咀嚼功能。乳牙龋坏不及时治疗会形成牙髓病、根尖周病，还会影响到后继恒牙的发育、萌出及排列，局部还可能出现溃疡。其次，乳牙不健康还会影响全身发育，进而导致抵抗力、免疫力下降。最后，牙齿的长期慢性炎症会引发牙源性病灶感染，如不明原因的发热、肾病，过敏性紫癜等。

因此，一旦发现孩子乳牙出现龋齿，一定要让孩子接受治疗。

乳牙龋病发展很快，要想孩子不受罪，一定要做到预防在先。建议家长最迟在孩子一岁时看一次牙医，以得到正确的口腔护理指导，使孩子成为零蛀牙的儿童。

★ 牙震荡

　　牙震荡是牙齿外伤只影响牙周膜和牙髓组织，无牙体硬组织缺损及脱位。

　　跌倒、打击、碰撞等直接或间接损伤，容易造成牙震荡，是牙损伤最轻的一种类型。

🔍 表现 》

　　患牙疼痛，松动，似乎有伸长感。可以有叩痛，咬合功能障碍，对冷热刺激敏感。牙龈撕裂伤者可发生局部出血、肿胀。

处理 》

　　牙震荡后应避免再受刺激，及时到医院就诊，轻者通过降低咬合，减轻牙合力负担，大多都可恢复正常；较重者，如牙齿松动，可做简单固定，使牙静止休息，逐渐痊愈。

★ 张口受限的颌骨损伤

由于颌骨的解剖生理结构特征，颌骨骨折与一般骨折相比，除了一些共同的临床症状，如出血、肿胀、局部疼痛、骨断端异常活动或移位、感觉异常和功能障碍外，还具有其他不同的特点。

🔍 表现 》》

咬合关系紊乱，牙龈撕裂。上颌骨骨折常伴发颅脑损伤或颅底骨折，出现脑脊液漏，有时眼眶内及眶周常伴有组织内出血、水肿，形成特有"眼镜症状"：眶周瘀斑，上下眼睑及球结膜出血或有眼球移位而出现复视。下颌骨骨折可伴随下唇麻木。

💊 处理 》》

由于儿童的特殊性，发生骨折应及早到医院复位，固定时间不宜过长，以免影响正常发育。

儿童软组织丰富，外伤后出血多，在送往医院途中家长一定要密切观察患儿呼吸。

★ 颌面部创伤

　　儿童颌面部意外伤较多，由于颌面部血液运动丰富，受伤后出血明显。出血后该如何止血呢？

　　介绍几种简单的现场止血方法。

❶ 指压止血法。

　　①压颞浅动脉止血：一手固定患儿头部，另一手拇指垂直压迫耳屏上方凹陷处。本法用于头部发际范围内及前额、颞部的出血。

　　②压颌外动脉止血：一手固定患儿头部，另一手拇指压下颌角前上方一指处。本法用于颌部及颜面部的出血。

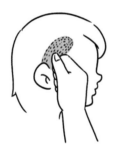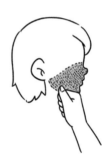

❷ 压颈总动脉止血。

　　一手固定患儿头部，另一手拇指压迫气管与胸锁乳突肌间，压向颈椎方向。本法用于头、颈、面部大出血。但应观察患儿的心律、血压、神志等有无异常，如头晕、恶心等，如有应立即松开，症状消失后再压。

❸ 包扎止血法。

　　颌面部的小血管出血，处理时在复位创面上覆盖纱布，再用绷带加压止血。包扎时注意压力适当，以防影响呼吸道通畅。

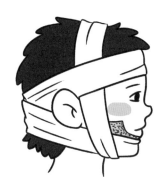

④ **填塞止血法。**

直接用纱布块压迫伤口，再用绷带加压包扎止血。

颈部和口底区填塞止血时应注意保持呼吸道通畅，防止窒息。

⑤ **鼻腔出血时按鼻出血方法止血。**

上述的急救处理只适用在现场的应急措施，经过简单的处理后尽快送往医院急救。

6 儿童皮肤疾病

　　孩子身上出现皮疹可能是爸爸妈妈们经常烦恼的事情。当发现皮疹的时候，是不是要立刻去医院就诊呢？有没有可以在家里预先处理的方法呢？什么样的皮疹可能会传染，什么样的皮疹可以在家观察？

　　本部分通过 18 小节的内容，帮助看护人认识和了解儿童的皮肤疾病。只要掌握了正确的、简单的方法，就可以避免去医院的麻烦和交叉感染的发生；对于复杂的、严重的皮肤疾病，为避免病情加重，应及时前往医院就诊。

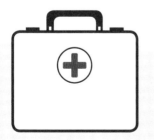
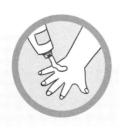
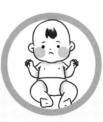
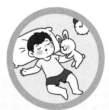

♥ 痱　子

扫一扫
痱子和湿疹怎样区别

痱子又叫汗疹，是指在高温、高湿环境下，出汗过多引起的小水疱或丘疱疹。

夏季比较多见的皮肤问题是痱子，好发于2岁以内的儿童。

🔍 表现 》

通常我们将痱子分为红痱和白痱。

红痱俗称红痱子，在炎热、潮湿的夏季最常见。红痱常成批出现，为多数针尖至针帽头大小的红色丘疹或丘疱疹，伴有刺痒或有轻度烧灼感，遇热加重。好发于婴幼儿头面部、臀部及皮肤皱褶处，如腋窝、肘窝等。常于数日内干枯，轻微脱屑而消退。如痱子顶端有针帽头大、浅表性小脓疱，则称为脓痱。

白痱，又称晶形粟粒疹，皮疹为多数针尖至针帽头大的浅表性水疱，晶莹透明，周围无红晕，水疱易破裂，干枯后会留有极薄的细小鳞屑，一般没有感觉。白痱常发于婴幼儿的前额、颈及躯干部。

💊 处理 》

1 夏季气温高，应多开窗通风，及时打开空调或电扇，保持环境温度适宜、干燥。

2 出痱子以后，一定要保持儿童皮肤的清洁，用温水洗净、擦干后，外搽痱子粉，对轻者即可有效，否则痱子上面极易出现小脓头。

3 如果出现小脓头，可到医院皮肤科就诊，用清凉、收敛、止痒的外用药，如炉甘石洗剂等，对脓痱治疗。必

小贴士

巧洗澡。早晚洗澡，水里可放入宝宝金水，洗澡后可揩干并扑痱子粉，以预防痱子的出现。天热时，中午也可以给孩子洗个澡。

要时可使用口服或外用抗生素。

你知道吗

　　在炎热的夏季或湿热的外界环境中，婴幼儿出汗多，汗液如不能及时从体表挥发掉，会堵塞汗孔，汗液不能通畅排泄而淤积在汗管内使汗管扩张或破裂，汗液渗入周围组织产生炎症，形成痱子。此外，湿热环境下皮肤表面的细菌数量会明显增多，产生的毒素也会加重炎症反应。

痱子和湿疹的区别

	痱子	湿疹
症状	界限清晰的小粒状红色皮疹，严重的有白色脓点	疹子没有明显分界，严重者有水泡和渗出
病因	气候太过闷热、潮湿	过敏，皮肤太干
家庭护理	降温，保持皮肤干燥	降温，保持皮肤滋润

♥ 褶　烂

　　褶烂，又称间擦疹，常常发生在皮肤皱褶部位，以红斑、糜烂为特点的急性浅表炎症性皮肤病，好发于肥胖的婴儿，多见于湿热季节。肥胖、发热、潮湿、不注意卫生往往是主要的诱发因素。

Q 表现 》

　　在身体皱褶处，如颈部、腋窝、腹股沟、臀沟、四肢关节屈侧等处，出现表面潮湿的鲜红斑，轻度肿胀，表皮可出现浸渍发白，易剥脱形成糜烂及渗出，边界清楚。有时可继发出现细菌或念珠菌的感染。

处理 》

　　① 皮肤皱褶处应经常清洗，保持干燥清洁。可以扑爽身粉以减少汗液浸渍摩擦。

　　② 如果出现了皮疹，红斑期仅用爽身粉即可。

　　③ 如出现糜烂、渗出或感染，则需要到医院皮肤科治疗。可以用1%—2%硼酸溶液或0.05%黄连素溶液冷湿敷，还可外用40%氧化锌油等，若有感染，可酌情加抗生素或抗真菌药外用。

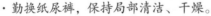
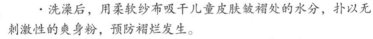

♥ 你知道吗 ❓

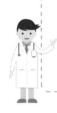

　　·勤换纸尿裤，保持局部清洁、干燥。

　　·洗澡后，用柔软纱布吸干儿童皮肤皱褶处的水分，扑以无刺激性的爽身粉，预防褶烂发生。

　　·适当控制婴儿的体重。

♥ 疥　疮

疥疮又称癞疥疮，是由一种皮内寄生虫疥螨，俗称疥虫子引起的接触传染性皮肤病，极易在家庭、儿童活动聚集场所或幼儿园中流行。主要通过人与人或衣、被、毛巾等接触传染。

🔍 表现 》

皮疹为针帽大小的丘疹、丘疱疹及疱疹，疏散分布。初起接近正常肤色，继而可呈淡红色或红色。仔细观察可见长约数毫米的细线状隧道，在隧道的尽头往往有一条疥虫。患儿自觉瘙痒剧烈，尤以夜间较严重，患儿往往夜间哭闹不睡。由于搔抓，常见抓痕和结痂，皮疹也可继发感染成脓皮病或湿疹样变等。男性儿童阴囊、阴茎等处可出现淡红或红褐色、绿豆至黄豆大半球形硬韧的结节，亦常伴剧痒。

因疥螨常侵犯皮肤薄嫩部位，故皮疹好发于手指缝、腕屈侧、肘窝、腋窝、下腹部、股内侧、外生殖器及肛周等部位。成人一般不会出现在头面部，但婴儿不但可出现在头面部，而且会出现在掌跖及足趾缝。

🧪 处理 》

1 一旦发现患病，应及早到医院皮肤科就诊，进行化验、确诊和治疗。

2 一般外用5％硫黄软膏，除头面部外必须涂遍全身，并稍用力涂擦药物。每天早晚各1次，连续3天，搽药期间不洗澡、不换衣。治疗3天后洗澡更衣，并将换下的衣被等煮沸灭虫，不能蒸煮的衣物可暴晒。

3 治疗后需观察1—2周，如有新皮疹出现，则需按以上方法重复治疗1次，以将新孵化的疥虫杀死。

小贴士

· 家中、儿童活动聚集场所或幼儿园中的其他疥疮患儿必须同时治疗，以免互相再传染。

· 患儿用过的衣服、被褥、毛巾等必须煮沸或日光下暴晒灭虫。

♥ 荨麻疹

扫一扫
了解荨麻疹和麻疹

小贴士

· 明确荨麻疹病因后，家长要做好记录，避免再次接触过敏原导致皮疹反复。

· 可适当用稍凉的水擦浴，避免用热水刺激；给儿童穿宽松的衣物。

· 有呼吸困难者，宜让患儿平躺仰卧，保持呼吸道通畅，家中如备有扑尔敏等抗过敏药物，可立即服用，并急送医院皮肤科就医。

荨麻疹俗称"风疙瘩""风疹块"，是由皮肤、黏膜小血管扩张及血管壁通透性增加引起的一过性、局限性水肿反应，多表现为凸起于皮肤表面的红色斑块，常常伴随痒感。

表现 »

儿童荨麻疹多以急性为主。起病时往往先有皮肤突然发痒，继而迅速出现大小不等、形状不规则的红色或苍白色风团，可互相融合成片。皮疹时起时消，消退后不留痕迹。自觉症状剧烈瘙痒，少数病情严重者可伴心慌、恶心、呕吐、腹痛、腹泻甚至呼吸困难、血压下降等。如有感染，可出现高热、寒战等，非常严重的会出现休克。

处理 »

① 查找过敏原，及时有效回避过敏原是治疗荨麻疹的第一步。

② 尽量避免儿童抓挠疹子，以免病情加重。

③ 如果皮疹迅速增多，可前往医院皮肤科就诊，一般给予口服抗组胺药，外用炉甘石洗剂等止痒剂即可控制。

④ 对于急性且严重的荨麻疹，可在医生指导下使用皮质激素类药物，但不宜长期使用。对于患慢性荨麻疹的儿童，最好不要使用激素。

你知道吗

引起荨麻疹的病因很多，常见的有食物性因素，如鱼、虾、蟹、牛奶、蛋类、牛羊肉及某些植物性食物（草莓、番茄、蘑菇等）；药物因素，如青霉素、痢特灵（呋喃唑酮）、解热镇痛药、血清制品及疫苗等；感染因素，如病毒、真菌、细菌、寄生虫等；理化因素，如冷、热、日光、摩擦以及精神紧张、全身性疾病等。儿童以食物性因素多见。

♥ 婴儿湿疹

婴儿湿疹俗称"奶癣"，是好发于婴儿的一种常见、多发、反复发作的过敏性皮肤炎症。3岁以内的儿童最为常见，多在出生后2—3个月发病，1岁以后逐渐好转。

🔍 表现 »

皮疹初起为红斑及粟粒大小的红色丘疹、丘疱疹，可密集成片。重者可融合成大片，有明显糜烂渗出，结痂或鳞屑。小一点的儿童多发生在胳膊、腿的正面或脸颊、头皮，一般不发生在纸尿裤覆盖的部位；大点的儿童多发生在后颈、肘关节皱褶部位以及膝盖后侧。瘙痒明显，不会表达的婴儿表现为易哭闹，如果经常抓挠还有可能留疤痕。

💊 处理 »

① 对于湿疹皮肤的护理，保湿润肤是基础。如果儿童皮肤只是有点变红、蜕皮，或者只有几个小疹子的轻症湿疹，一天多涂抹几次润肤霜，保持皮肤一直滋润，湿疹就可以消退。

② 对于中度、重度湿疹，保湿的同时，需要在医生的指导下配合使用弱效外用激素；如果有破口流水，则需要联合使用抗感染的药膏。

③ 如果儿童一挠就会渗出黄色的液体，且伴有发热，或用了药效果不佳，或刚好几天又反复，应及时去医院皮肤科就医。

 ♥ 你知道吗 ?

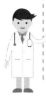

· 如果全身大面积暴发湿疹，应考虑食物过敏等因素，要立即去医院就医，查找病因并加以避免。

· 母乳喂养期间，母亲应尽量避免辛辣刺激食物。

· 避免局部刺激，如搔抓、热水洗烫、用肥皂搓皮肤或使用有刺激性的外用药物。

· 室温不宜过高，要给儿童穿全棉衣物，穿着不宜过多，以免增加痒感。

♥ 接触性皮炎

接触性皮炎是由于皮肤黏膜接触刺激物或致敏物之后，在接触部位所发生的急性或慢性皮炎。接触性皮炎发病机理有两种，即刺激性和过敏性。能引起接触性皮炎的物质很多，根据它们的来源可分为动物性、植物性和化学性三大类。

化学性物质是致病的主要原因，多数属于过敏性的。

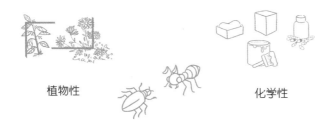

植物性　　　　　　化学性

动物性

🔍 表现 》

一般起病较急，皮炎仅限于接触部位，边界清楚，形状与接触物的形状一致。多见于面部、手部及四肢暴露部位。皮疹为红斑、丘疹或丘疱疹，重者红肿明显，出现水疱、大疱，甚至坏死。自觉症状为瘙痒、烧灼感或胀痛感。一般无全身症状，病程有自限性。去除病因后，经适当处理1—2周痊愈，但再接触会再发。

处理 》

❶ 家长首先应仔细查找病因，让患儿脱离接触，并彻底用流动水清洗患部，轻者皮疹往往可自然消退。如不能明确，应前往医院皮肤科就诊，请医生进行相应的检

小贴士

如儿童意外接触了强刺激物（如强酸、强碱等），应立即用大量流动清水冲洗局部至少20分钟，然后送医院皮肤科急诊就医。

查，如做斑贴试验等，以查明过敏原因。

② 局部治疗。皮疹仅为红斑、丘疹而无渗出时，可选用炉甘石洗剂及外用激素类软膏；有水疱、糜烂、渗出时，可先用2%—3%硼酸溶液或鲜马齿苋煎液等冷湿敷。待渗液减少后，酌加氧化锌油剂或糊剂、激素类软膏外用。

③ 全身治疗。皮疹严重而广泛者，可考虑短期口服抗组胺药及皮质类固醇等。

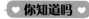

·皮疹轻者，脱离致病接触物一周左右会自然消退，如未消退或严重者仍需前往医院就诊。

·一旦明确致病原因，就要避免再接触，否则皮疹会再次出现。

♥ 药　疹

药疹又称药物性皮炎，是药物通过口服、注射、吸入等途径进入人体，在皮肤黏膜上引起的炎症性反应。严重者还可以累及机体其他系统。任何一种药物均可引起药疹。

表现 »

患儿有服药史。经一定潜伏期(数小时至数日或更长)皮疹突然发生，可表现为固定型药疹，皮疹为一个或数个圆形水肿性紫红斑片，严重者中心可发生大疱。皮疹多对称分布，进展快，自觉症状均有程度不一的瘙痒，严重者可伴发热、畏寒、疲乏等全身症状。消退后留灰黑色色素沉着斑，经久不退。再次用药，在原处再出现同样皮损。

处理 »

1 立即停用一切可疑致敏药物，让患儿多饮水，以加速药物排泄。

2 及时前往医院皮肤科就诊。轻型患儿可给予抗组胺药及维生素C等，必要时需口服中等剂量皮质类固醇；重症者需住院治疗。

3 局部治疗。应使用无刺激性、具有保护性的收敛消炎药物，如2%—3%硼酸溶液或0.05%黄连素溶液冷湿敷，外用皮质类固醇软膏等。

你知道吗

·患儿用药过程中应注意药疹的早期症状，如果突然出现瘙痒、红斑、发热等，应立即停用可疑致病药物，尽快到医院皮肤科就医。

·牢记患儿已致敏药物，避免以后再使用。

·在应用青霉素、血清制品等药物时，应按规定方法接受皮试，阳性者不可用该类药治疗。

❤ 水痘，小心继发感染

　　水痘是幼儿期常见的一种疾病，是由水痘——带状疱疹病毒感染引起的一种急性传染性病毒性皮肤病。

　　水痘在儿童期任何年龄都可发病，全年均可发生，冬春季多发。病人是唯一传染源，通过飞沫或直接接触疱液而传染，经呼吸道黏膜侵入体内，通过血行传播，发生水痘或呈隐性感染。在幼儿园、学校易造成流行。

🔍 表现 》

　　水痘在发病后不久，便会出现红斑、丘疹、水疱和疮痂等各阶段的发疹，是一种单凭发疹就能诊断出的病。

　　水痘潜伏期一般为2周，起病较急，在发病24小时内即出现红斑、丘疹、水疱，如绿豆至黄豆般大小。疱液清，后转为浑浊，干燥结痂，自觉瘙痒。皮疹连续或成批出现，先见于头部，逐渐蔓延至面部、躯干，最后达四肢，主要分布于头面部、躯干，四肢相对较少。水疱可发生在口腔黏膜，易破溃成浅溃疡，伴疼痛。病程约2周，无继发感染者愈后不留瘢痕。

🧴 处理 》

　　① 水痘具有自限性，如皮疹和全身症状轻微，只要注意休息，注意局部清洁即可。

　　② 皮肤瘙痒厉害时，局部可涂炉甘石洗剂止痒，同时促进皮疹干燥、结痂。如果疱疹已被抓破出现糜烂，可用1%—2%的龙胆紫液涂擦。

　　③ 防止继发感染及减轻症状可到医院皮肤科就诊。可加用板蓝根冲剂、疏风解毒等清热解毒中药口服，也可外用抗病毒软膏或者中药药膏。

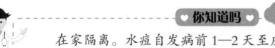

❤ 你知道吗 ❤ ❓

　　在家隔离。水痘自发病前1—2天至皮疹干燥、结痂为止均有传染性，故一旦发病应隔离患儿至全部皮疹结痂为止。

♥ 幼儿急疹

幼儿急疹又称婴儿玫瑰疹或第六病，是一种常见的婴儿时期急性发疹性皮肤病。发热急、高热退、疹子出是急疹的显著特征，一般一周内自然痊愈。

幼儿急疹好发于2岁以下的婴幼儿，大多数儿童，在1岁之前第一次发烧就是因为这种病，多见于冬春季节。

🔍 **表现** »

幼儿急疹潜伏期7—14天。以突然高热起病，体温达39℃—40℃或以上，持续3—5天后体温骤降，在体温下降同时或稍后迅速出现皮疹。皮疹为淡红色斑疹或斑丘疹，多先发生于面颈部，很快渐延至前胸后背四肢，甚至手掌、脚底。经1—2日后皮疹即消退，消退后不会留痕迹。

发热的三天里，患儿一般精神良好，能玩、能吃，除了发热，看起来一切正常，少数患儿可能会发生高热惊厥。出疹子后患儿的精神状态会差一些，食欲减退，有的患儿会伴有腹泻，有的患儿伴有颈、枕部淋巴结肿大，但无压痛。

💊 **处理** »

❶ 本病可自愈，仅需对症处理。高热时适当给予退热药或物理降温，以防惊厥。

❷ 让患儿多喝温开水，吃易消化的食物。如果出现腹泻可给予助消化、止泻药，也可口服清热解毒的中药等。

扫一扫
孩子的第一次高热
——幼儿急疹

小贴士

对于幼儿急疹，很多时候，医生也是不见疹子无法明确诊断出来。因此，家长应该了解一些幼儿急疹的典型特征，减少自己的心里恐慌。

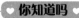

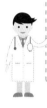

· 发生高热惊厥时，家长千万不要惊慌，可利用冷毛巾敷头部、酒精擦浴等方法积极退热。

· 皮疹很快可自行消退，不宜乱用外用药，不必用抗生素。在疹子消退前尽量不要给儿童洗澡。

♥ 手足口病

手足口病是一种儿童传染病，多发于5岁以下儿童，3岁以下儿童发病率较高。春夏两季是手足口病的流行期。

手足口病主要是以手、足及口腔出现水疱为特征的一种病毒性皮肤病，主要通过飞沫由呼吸道直接传播，也可通过污染食品、衣物等由消化道间接感染。有的儿童伴有发热，有的儿童没有发热，重症患者可引起心肌炎等并发症。

🔍 表现 »

手足口病最初表现为发热，1—2天后手足指趾部发生米粒至绿豆大水疱，呈圆形或椭圆形，疱壁薄，呈灰白色，周围有红晕，伴轻痛或触痛。有的儿童口腔黏膜出现疼痛性小水疱，周围绕以红晕，迅速破溃呈灰白色糜烂或浅溃疡。有的儿童不发热，只出现疱疹。多数患儿一周内皮疹消退，不留痕迹，且愈后极少复发。

病情严重的儿童可出现高热不退、精神不好、嗜睡、呕吐等症状，需要立即去医院就医。

🫙 处理 »

1 一般患儿3—5天自愈，其间不需要服用什么药物，要让患儿减少活动量，多休息，多饮水。

2 可到医院皮肤科就医，主要为对症治疗，口服抗病毒药物或清热解毒的中药，补充维生素C、维生素B2等。口腔溃疡可选用口腔溃疡贴膜、锡类散等外涂。皮疹可外用炉甘石洗剂等。

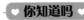

你知道吗

　·手足口病传染性比较强，所以切断传播途径对预防患病很重要。如保证一定时间开窗通风；在手足口病高发季节，尽量少让儿童到公共场所；饭前便后洗净手；喝开水，清淡饮食，少吃生冷食物。

　·患儿痊愈后再去幼儿园或学校，以免造成疾病流行。

　·注意个人卫生。手足口病不像水痘、麻疹可以获得终身免疫，也就是说儿童去年患过此病，以后也有可能再患。

❤ 儿童得"癣"了

儿童成长期容易发生各种皮肤病，尤其是婴儿期，很容易身上长藓。这种藓就是由真菌感染引起的疾病，也叫真菌病。

按临床致病情况分为浅部真菌病和深部真菌病，一般临床浅部真菌病多按感染部位命名，如头癣、股癣、体癣、手足癣等，病原菌可来自家人、环境和猫狗等宠物。浅部真菌的病原菌主要为皮肤癣菌，这类真菌只侵犯表皮的角质层、毛发和甲板。

🔍 表现 》

1 头癣。主要毛发和头皮受累，临床分为黄癣、白癣和黑点癣三种，在儿童均可见到。

黄癣特征是形成以毛发为中心的碟形黄痂，称黄癣痂。剥去痂皮，其下为红色稍凹陷的糜烂面，黄癣痂逐渐扩大融合，常伴鼠尿臭味。患病处毛发暗无光泽，但少折断。病久形成大片永久性秃发。

白癣皮疹早期呈灰白色鳞屑性斑片，继而附近出现较小的相同损害。患病处头发一般距头皮2—4毫米处折断。外围白色菌鞘，断发极易拔除，偶伴轻微瘙痒，愈后不留瘢痕。

黑点癣较前两种少见，头皮损害类似白癣，但较小且为数较多，患病处头发往往出头皮即行折断，其残留端在毛囊口，故呈黑点状。病久者愈后可引起局灶性脱发。

2 体癣。俗称"钱癣"。儿童患病主要通过直接接触患癣家畜(猫、狗等)引起。皮损初起为红色丘疹、丘疱疹或水疱，针帽头至绿豆大小，由中心逐渐向四周扩展，形成环形或多环形。边缘微隆起，中央炎症减轻，伴脱屑或色素沉着。自觉瘙痒。

③ 手足癣、甲癣。在气候温暖、潮湿地区发病多，通过接触传染。儿童发病以鳞屑水疱型最常见。初发常于单侧趾间、足跖或手掌反复出现针帽大小红斑、水疱，继而脱屑，伴瘙痒。受累范围逐渐扩展，久之，对侧也可发生同样损害，且可侵犯甲板，使之变色、增厚、变脆，即为甲癣。

处理 》

① 一旦发现可疑，应及时到医院皮肤科检查，以上各种真菌性皮肤病可在医院进行真菌镜检或真菌培养等检查，常有助于明确诊断。

② 手足癣、甲癣及体癣等以局部外用药为主，可选择抗真菌溶液或软膏外用。皮疹消退后仍需连续用2—4周，以免复发。

③ 头癣需口服灰黄霉素（首选）或酮康唑、伊曲康唑等抗真菌药。一定要在皮肤科医生指导下用药。需定期随访2—3个月，同时要外用5%—10%硫黄软膏或其他抗真菌制剂。每周剃头1次，每日洗头1次。

你知道吗 **?**

· 一旦发现患病，应追查传染源，及时处理可疑患癣病的家养宠物，不要让儿童拥抱患病宠物。如父母患真菌感染的疾病，应当及时治疗并注意保护儿童。

· 家长配合，将患儿接触的毛巾、帽子、枕套、床单、被套、梳子等经常煮沸消毒。

❤ 黄水疮

脓疱疮，俗称"黄水疮"，是儿童最常见的化脓性皮肤病。本病通过接触传染，蔓延快。如不及时控制，则可在托儿所、幼儿园等集体中流行。

🔍 **表现** »

好发于闷热汗多的夏秋季节，多见于2—7岁儿童。初起为小的（1—2毫米）薄壁小水疱或脓疱，很快破溃，形成糜烂面，表面覆盖潮湿的蜜黄色结痂。最常见于外露部位，如面部、鼻孔附近和肢端。自觉瘙痒，常因搔抓而向四周扩延。

🧴 **处理** »

1 主要以清洁、消炎、杀菌、干燥、收敛为治疗原则。

2 应及早到医院皮肤科就诊。对大多数轻症患儿，仅局部治疗即可。可选用0.05%黄连素溶液或0.02%呋喃西林溶液湿敷清洁创面，外用抗生素软膏。对皮疹较多、有全身症状者，可酌情系统性使用敏感抗生素。

小贴士

得了黄水疮后，应坚持每天洗澡，按医生嘱咐按时擦药和服药，尽量不搔抓创面。

 你知道吗 ❓

・患儿要适当隔离，接触过的衣服、毛巾等应煮沸消毒。家长给患儿上药后要注意洗手。

・有抓伤等外伤后一定要及时给皮肤消毒。

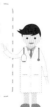

♥ 皮肤上恼人的"痘痘"

毛囊炎及疖是指由金葡菌侵犯毛囊及毛囊周围的化脓性炎症，是一种细菌性的皮肤病。皮肤不清洁、搔抓、摩擦、出汗多常为发病诱因。

🔍 表现 »

① 毛囊炎。皮疹初起为粟粒大毛囊性炎性丘疹，逐渐形成脓疱，中心可有毛发贯穿，周围有红晕。大多分批发生，互不融合，自觉轻度痒痛。好发于头部、颈项部、臀部及外阴部等。愈后不留疤痕。

② 疖。初起时为圆锥形毛囊性丘疹或结节，基底浸润明显，自觉疼痛或压痛。数日后顶部出现黄色脓栓，中央坏死变软，可排出血性脓液，愈后可结疤。可伴畏寒、发热及附近淋巴结肿大，甚至可引起败血症。

💊 处理 »

① 毛囊炎可到皮肤科就医，局部治疗以清洁、杀菌为原则。可外用碘伏或抗生素软膏。

② 疖则需用10%鱼石脂软膏包扎，如已化脓，最好的办法是去医院外科切开引流。严重者可酌情选用抗生素或磺胺类药口服，也可配合物理疗法，如紫外线、超声波等。

♥ 你知道吗 ♥ ❓

· 预防毛囊感染最重要的是良好的个人卫生，用抗菌的肥皂彻底洗手和定期洗澡是保持皮肤清洁最有用的办法。

· 切忌挤捏疖子和早期切开疖子，尤其是发生在鼻翼、口周和上唇部的，更不能挤压，以免导致细菌随血液进入颅内，引起严重颅内感染。

❤ 严重坏死的皮肤细菌感染

金葡菌性皮肤烫伤样综合征指由金葡菌引起婴儿急性表皮棘层坏死的严重型皮肤感染。

🔍 表现 ≫

本病多见于出生后1—5周的婴儿。发病突然，皮疹大多始于口周及眼周，出现红斑后迅速于1—2天内蔓延至全身，在红斑基础上可发生松弛性大疱或大片表皮松解现象。轻轻摩擦，即可致表皮剥脱呈鲜红糜烂面，如烫伤样，伴疼痛。7—14天皮损渐变暗红、干燥、糠状脱屑而痊愈。多有全身症状，如高热、厌食、呕吐、腹泻或并发败血症而危及生命。

处理 ≫

1 一旦发现，应及时到医院儿科或儿童皮肤科住院治疗。

2 根据药敏结果选择抗生素。注意水、电解质平衡，改善营养状况，补充维生素，必要时输入新鲜全血或血浆，注意保护肝肾功能等。

3 皮损局部治疗原则与Ⅱ度烫伤基本相似，宜干燥暴露。

小贴士

· 预防胎儿宫内感染或分娩时感染，增强婴儿机体免疫力。

· 及时治疗轻度口腔或皮肤感染，如疖肿、口角炎等，以防诱发本病。

· 一旦发病及时就医，以免治疗不及时合并败血症、肺炎导致患儿死亡。

♥ 丹　毒

丹毒为乙型溶血性链球菌引起的皮肤或皮下组织内淋巴管及周围软组织的急性感染。对于儿童，致病菌最常见的是乙型溶血性链球菌，其次为流感嗜血杆菌、金葡菌。细菌大多由皮肤或黏膜破损处侵入，患足癣、足跟龟裂或抠鼻孔、掏耳朵等是导致丹毒发病的常见诱因。

🔍 **表现** ≫

皮损出现前患儿常有畏寒、发热等全身不适，随即在患部出现大片水肿性红斑，表面紧张，迅速向四周扩大，有时中心表面可出现水疱。自觉灼痛、胀痛及压痛，附近淋巴结肿大、压痛。好发于单侧小腿及面颊部，可在原发部位反复发作，称为复发性丹毒。化验检查白细胞总数增高，嗜中性白细胞增高明显，血沉可增快。

🍶 **处理** ≫

① 一旦发现，应及时到医院皮肤科或外科诊治。

② 早期，足量抗生素治疗并防止复发。首选抗生素为青霉素，静滴或肌注，青霉素过敏者可用红霉素、林可霉素等。一般疗程需2周。

③ 局部用25%—50%硫酸镁溶液或0.1%利凡诺溶液湿敷或马齿苋煎液冷湿敷。亦可配合物理疗法。

小贴士

· 成人勿用锐器给儿童掏耳朵，纠正儿童挖鼻孔的不良习惯。

· 若患儿有鼻窦炎、足癣等疾病，应进行相应治疗。

· 抗生素治疗控制感染应充分、彻底，以免丹毒复发。

♥ 突然出现的小红点

血管内压增高性紫癜是由于血管内压增高引起的皮肤点状或斑状出血性皮肤病。儿童发病主要属于机械性紫癜，为剧烈、突然以及较持续的肌肉收缩导致的血管壁破裂、出血。

🔍 **表现** »

本病可以发生在儿童剧烈阵咳、呕吐、惊厥甚至大声喊叫、哭闹以后，多见于双眼睑及眶周、口周、颈部或上胸部，多数为针尖至米粒大小、红色或紫红色斑点，压之不褪色。无自觉症状，1—2周可自然消退，不留痕迹。

💊 **处理** »

无须特殊治疗。必要时去医院就诊，与医生一起寻找发病原因，避免再次发病。

小贴士

· 找到病因，不必惊慌，皮疹会自然消退。

· 如无进一步发展，多数不必到医院就诊。

♥ 虫咬皮炎

虫咬皮炎一般是指昆虫叮咬所引起的炎症性皮肤病。儿童呼吸次数多，体温较高，皮肤娇嫩，蚊虫极爱叮咬。

🔍 **表现** 》

夏秋季好发，皮损好发于外露部位，如面、颈、四肢等处，可见小红点，抓挠后红肿，一般数日可自行消退。皮疹为少数散在或成批多数红色丘疹、风团或瘀点，有时可见损害中心有水疱或叮咬痕迹。少数高度敏感者局部出现水肿性红斑，甚至起大疱。自觉奇痒或灼痛，因搔抓可继发感染、附近淋巴结肿大。

处理 》

① 局部止痒、消炎，可外用各种止痒剂，如炉甘石洗剂、清凉油或风油精等。

② 严重者需到医院皮肤科就医，可外用激素类软膏，瘙痒严重时还需要口服抗过敏药物和抗生素。

小贴士

叮嘱患儿尽量不用手抓挠被叮咬处，以防细菌侵入皮肤继发感染。

♥ **你知道吗** ❓

· 夏季室内及周围环境应注意灭蚊、杀虫。外出游玩应带一些驱虫产品，如驱虫手环或喷洒驱虫药水。

· 在野外，尽可能穿长袖衣服和长裤，以免被虫叮咬。

♥ 冻　疮

冻疮是由于寒冷而引起的不同程度的皮肤炎症。好发于冬季，湿冷环境中更容易发生，多在春季气候转暖后自愈，可以连续数年于冬季复发。

🔍 表现 》

多在手指、手背、足趾、足跟、耳郭及面颊等易受冻部位出现。初起皮疹为局限性红斑或暗紫红色水肿性斑片，边界不太清楚，局部皮温低，有痒感及灼热感。当环境温度升高或晚间进入温暖的被窝时，症状尤重。严重者肿胀加剧，出现水疱或大疱，疱破后形成糜烂或溃疡，自觉疼痛。如果继发感染化脓，冻疮愈合后可遗留瘢痕。

处理 》

1 皮疹初发，仅有轻微红肿者，可用温热水或辣椒煎水洗泡，加适当局部按摩即可。

2 冻疮严重者需到医院皮肤科就医。局部治疗主要是消炎、消肿和促进血液循环。外用10％樟脑醑或喜疗妥（乳膏）等，也可口服烟酸或烟酰胺等扩张血管的药，加用激光或红外线等物理疗法。如有继发感染，可加用抗生素软膏。

7 儿童常见意外伤害处理

　　意外伤害是指突然发生的各种事件或事故对人体造成的损伤，包括各种物理、化学和生物因素。

　　常见的意外伤害有跌落摔伤、溺水、误吸、烧烫伤、动物伤害、中毒。婴儿主要为跌（坠）落、烧（烫）伤或切割伤；学龄前儿童主要为碰撞、切割伤、跌（坠）落，骑车、溜冰以及与体育活动有关的创伤，机动车交通事故也逐渐增多。因此，幼儿园教师、学校教师、家长及其他监护人有必要了解预防儿童意外伤害方面的知识，增强安全意识，尽最大可能防止儿童意外伤害的发生。

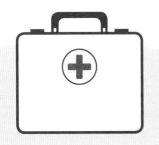
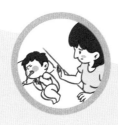
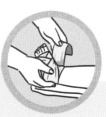
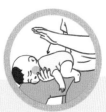

▲ 婴儿呛奶的紧急处理

扫一扫
吐奶，谨防窒息

　　婴儿，特别是新生儿由于神经系统发育不够成熟，在吃奶的时候容易出现奶汁误入气管，引起呛奶、呛咳。

🔍 **表现** ≫

　　严重的发不出声音且无法呼吸，脸色变青，失去意识。

　　呛奶后婴儿不能把呛入呼吸道的奶咳出，会引起窒息，但及时正确的处理救助可帮助婴儿呼吸顺畅。

💊 **处理** ≫

　　❶ 婴儿呛奶后可让其右侧卧，并轻拍背帮助婴儿把奶汁咳出。或者刺激婴儿足底或耳朵，使婴儿因疼痛大哭，吸入氧气，并观察婴儿呼吸。

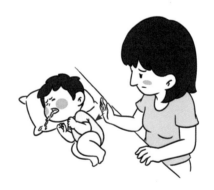

　　❷ 呛奶后，如果婴儿出现呼吸困难、呼吸时胸口明显下凹等情况，需立即送医院救治。

　　有的婴儿呛奶后虽然没有窒息，但慢慢会出现呼吸促、咳嗽、纳奶差、呛奶加重等症状，有可能是奶汁呛入气管后引起的肺部感染，需到医院确诊并治疗。

▲ 被小动物抓伤或咬伤的处理

小动物抓伤或咬伤，一般来说污染较重，特别是咬伤，伤口容易发生感染或引起破伤风，还可传染一些疾病，如，鼠或其他啮齿类咬伤可传染鼠疫、流行性出血热；狗、猫、蝙蝠以及其他啮齿类动物咬伤可传染狂犬病。狂犬病最多见，是由疯狗咬伤而传染，托疫苗的福，狂犬病在日常生活中已经少见了。

🔍 **表现** 》

动物抓伤时在皮肤上留有抓痕，一般都较浅，不会损伤皮肤全层，无明显裂开的伤口，伤处可有少量渗血；动物咬伤时有不规则的伤口，深浅不一，周围组织、血管有不同程度的挫裂伤，表现为伤口周围水肿、皮下瘀血或血肿，严重的咬伤可有较广泛的撕裂伤或组织缺损。

🍶 **处理** 》

① 被动物抓伤或咬伤后，立即用自来水或肥皂水冲洗伤口 3—5 分钟，可用手指挤出伤口中的血。

② 清除异物，用抗生素药膏涂抹伤口后去医院进一步处理。

③ 被动物抓伤或咬伤后的治疗原则：①小而浅，限于表皮的抓伤，可不清创，伤口用碘伏消毒后包扎。②咬伤的伤口均应清创，预防性应用抗生素，去医院注射破伤风人免疫球蛋白，必要时需注射狂犬疫苗及抗毒血清。

小贴士

不要用酒精或双氧水清洗伤口，这样会伤害健康组织。

▲ 被蜂蜇后的应急处理

蜂蜇伤是各种蜂蜇咬人体时，蜂尾的毒液或毒刺进入人的皮肤引起的局部或全身性反应。蜇人的蜂蜇刺有倒钩会留在皮内，从而引起局部或全身中毒性或过敏性反应。

🔍 表现 》

多见于面颈部或四肢暴露的皮肤上。症状的程度会因为蜜蜂的种类或被咬的次数而不同。一般都是局部出现红色斑丘疹或红肿斑块，伴有发红、瘙痒和刺痛。严重者大片红肿，表面出现水疱或大疱，伴剧痒或疼痛，并可伴头晕、恶心、呕吐等全身症状。高度敏感者会导致过敏性休克，表现为全身风团、皮肤发绀、血压下降、脉搏细弱、呼吸困难。

💊 处理 》

小贴士

被蜂蜇后的反应一般不会很严重，但重度反应常常会在叮咬后瞬间出现。一次性大量叮咬会增加发生重度反应的概率。因此平时要教育孩子不要捅马蜂窝。

❶ 尽快处理伤口，吸出毒汁，治疗过敏反应，重者防治过敏性休克。

①局部处理。被蜇后，首先应仔细检查局部有无折断的毒刺，如有，用镊子小心地将毒刺拔除或用针挑出，再用拔火罐或吸奶器等帮助吸出毒液。

②用清水或肥皂水或 1:5000 高锰酸钾溶液冲洗伤口。局部外用 5% 苏打水或 10% 氨水或皮质类固醇软膏，红肿明显者可放置冰袋或使用 1% 苏打水等冷湿敷以消肿止痛。

③观察伤口（24—48 小时内），如果持续发红、肿胀和疼痛，应带患儿去医院治疗。

❷ 症状严重者，如呼吸困难，需马上到医院皮肤科急诊，进行全身治疗。

▲ 钉子扎伤的处理

一旦被废旧钉子扎伤，处理不当很容易引起局部感染或破伤风。

🔍 **表现** ≫

被废旧钉子扎伤多发生在下肢及足底部，创口小而深，在扎伤部位有钉眼大小的伤口，一般出血不多。

🧴 **处理** ≫

① 被钉子扎伤后，如果深度很浅，可从被扎相反方向慢慢将其拔出。然后挤压伤口，把伤口中残留的污渍和血一同排出，减少感染机会，局部简单消毒包扎后去医院就医。

② 如果扎得比较深，取钉困难，可局部保护后直接去医院，由医生在麻醉下取出钉子并进一步处理。

③ 清创后需使用常规抗生素及注射破伤风人免疫球蛋白。

▲ 被刺扎伤如何处理

被刺扎伤在日常生活中很常见，如铅笔、竹签、木板、带刺的花草等。常被扎伤的部位是手、前臂、足和小腿。

🔍 表现 》

刺扎伤一般伤口很小，扎伤部位无或有少量渗血。被某些植物扎伤后，机体会出现过敏反应，局部出现红肿、发热、痒感。清创处理不当或刺残留在伤口内，可引起感染，伤处红肿，疼痛明显，可有分泌物渗出。

💊 处理 》

① 被刺扎伤后，可顺着扎入的方向慢慢地拔出刺，避免折断。如果刺细小，可用针、小镊子（可先用火焰消毒）夹取：先用针头将伤口弄大，用镊子把刺拔出来；再用力挤出一些血，防止细菌进入伤口；最后用消毒剂（0.5%碘伏）消毒伤处，伤口贴创可贴，保持清洁，直至伤口干燥无渗出。

② 如果刺残留于组织内不能取出，应去医院就医。医生在局部麻醉下扩创取出，注射破伤风人免疫球蛋白，必要时会用抗生素，防止感染。

▲你知道吗▲

· 对于比较小的东西和不能轻易拔出来的刺，涂上消毒液就可以了。被比较大的东西扎伤，如玻璃碎片等，则不要拔出，勉强拔出可能会造成大量出血，所以要尽快到医院就医。

· 判断刺全部取出与否：当刺全部取出后压痛消失，反之按压刺伤处仍有针扎样的疼痛。

▲ 崴脚的初步处理

儿童踝关节扭伤是较常见的外伤，如行走或不做准备活动突然急跑或踢球等都会发生踝关节扭伤，俗称崴脚。

○ 表现 »

踝关节扭伤后，会有轻微的疼痛，5—10 分钟后痛感会消失，但受伤部位可出现红肿。严重的会出现内出血的症状，一般活动受限不明显。

处理 »

① 出现踝关节扭伤后，应立即脱下鞋袜，在局部用冰袋冷敷 10 分钟左右，缓解肿胀。48 小时后可局部温敷，促进肿胀吸收。

② 若活动受限及肿胀明显，应前往医院儿童骨科急诊就医。

小贴士

让患儿卧床休息减少活动，抬高患肢，有利于静脉回流，可减轻疼痛和肿胀。

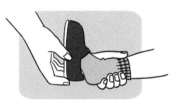

①脱去鞋袜

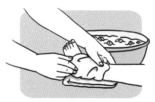

②冷敷踝关节

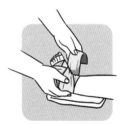

③绷带缠绕固定踝关节

▲ 脱臼的处理

桡骨小头位于肘关节部位，6 岁以下的儿童易发生桡骨小头半脱位。如给儿童穿衣，儿童摔倒时手被猛撞或在儿童前臂旋前位时用力牵拉其手，都可能出现桡骨小头可向下滑出环状韧带造成半脱位。有时即便轻轻拽儿童的前臂也可能发生桡骨小头的半脱位。

🔍 **表现** »

① 肘部异常疼痛，一般无肿胀，无外形改变。

② 患肢呈半屈位，前臂旋前，患儿会拒绝他人触动，不肯用手拿取东西和活动肘部。

小贴士

桡骨小头半脱位较容易复位。也可前往儿童急诊外科就医，由医生确诊并复位治疗。

 处理 »

骨折、脱臼，果断处理才能恢复得快。

尽可能不要活动手臂，对年龄小的儿童，立即去医院就医；大一些的儿童可将手臂放在平板上（如木板、硬塑料板），用布或毛巾缠起来固定，送医院就医。

你知道吗 ❓

儿童的骨折，上肢比下肢容易发生，尤其是以手肘最多，其次是手腕。下肢则是小腿骨多于大腿骨。胸部上方的锁骨也是易断的骨头之一。骨折时，通常血管也会破裂出血，因此受伤部位才会有红肿的现象。

防止桡骨小头半脱位主要是避免突然牵拉儿童的上肢，特别是曾经发生过脱位的患儿更应注意。

▲ 呼吸道异物处理

　　吞食异物的儿童非常多，从 8 个月到 10 岁都有，多发生于 5 岁以下儿童。

　　小孩子常会把东西往嘴里放，如硬币、纽扣、电池、玩具小零件等。关键是，儿童把东西含在嘴里，在玩耍中，或者被大人强行要求吐出时，反而会将异物吞咽下去。一旦异物嵌于呼吸道最狭窄处——声门裂，立刻会引起呼吸困难，甚至窒息危及生命。

🔍 表现 》

　　异物掉入气管，会引发剧烈咳嗽，并因此发生反射性呕吐，声音嘶哑，呼吸困难，面色发绀，严重者窒息死亡。

　　异物不完全堵塞喉腔时可伴有呼吸困难、喉鸣、喉痛及声嘶。

🧴 处理 》

　　1 如果儿童依然可以咳嗽、呼吸或大哭，鼓励儿童大声咳嗽，清理气管。如果儿童不能咳嗽或咳嗽十分微弱，立即进行急救。

　　①针对 1 岁以下儿童：将其抱起，脸朝下趴在家长膝盖上，用手拍其背部。也可将患儿面向家长，手指并拢按压胸部下段 1—5 次。

　　②针对 1 岁以上儿童：可从其背后抱住，双手环抱其腹部，用力猛地按压腹部，使一股气流冲出，有助排出异物，这就是"海姆立克急救法"。

小贴士

　　易导致窒息的物品：纽扣、电池、螺丝钉或螺母、气球、硬币、小石块、安全别针、曲别针、玻璃球、小物件玩具和玩具小零件、蜡笔和笔帽、珠宝、果冻、整颗的樱桃和葡萄等。

扫一扫
正确的呼吸道异物排除法

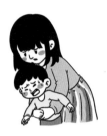

② 在儿童没有意识的时候不要强行让其吐出，应立即拨打急救电话，或在确保呼吸畅通的情况下送往医院耳鼻喉科就医。

③ 就诊时，尽可能带上儿童吐出的异物，方便医生诊断、治疗。

 ◢ 你知道吗 ▶

呼吸道异物是可以预防的。

·不给儿童吃不能咀嚼的食物，3岁以下儿童不要给其吃瓜子、花生米、蚕虫等硬的食物。教育孩子吃饭时不哭闹，不玩玩具，细嚼慢咽。

·儿童周围不可放置小物件，以及容易脱落零件的玩具。

 ·发现儿童口内有异物，切忌大声呵斥或急于从口中挖出，应诱导其吐出。

·不要留儿童独自玩耍。

▲ 鼻腔异物

鼻腔异物多见于3—5岁儿童。儿童好奇心强，带有"探险"精神的他们常常会把随手捡到的小石块、纸团玩物、小零件等塞入鼻孔、耳朵眼。有时几个儿童互相塞。除此外，儿童呕吐或打喷嚏或蛔虫反流都可到鼻腔成为异物。

🔍 **表现** »

一般单侧鼻腔堵塞，通气功能差。

有些光滑的金属异物，在鼻腔中刺激较小，可在鼻腔中数日甚至更长时间不引起反应。有生命的异物在鼻腔内有爬动感，甚至咬伤鼻腔黏膜，引起水肿和出血。

呼吸困难，大多数异物会使鼻腔黏膜充血、肿胀、化脓，产生血性鼻涕，并有臭味。

🧴 **处理** »

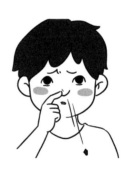

① 当有异物进入鼻孔时，可让患儿自己或成人用手压住没有异物的鼻孔，让患儿闭住嘴擤鼻，试着向外喷出异物。

② 如果异物没排出来，但异物可见，易抓取，可尝试用圆头镊子把它取出来。

③ 如果不能轻易取出异物，带儿童去医院就医。

◁ **你知道吗** ▷ ❓

· 预防为主。平时教育和引导儿童不要向鼻腔塞东西。

· 儿童鼻腔进入异物不能轻视，需要专业医生处理。小的光滑异物可能经鼻腔到后鼻孔，然后到咽、喉吸入气管中，变成气管、支气管异物；较大异物有时需要在全麻下才可以取出。

▲ 异物入眼

任何细小的物体或液体，哪怕是一粒沙子或一滴水进入眼中都是异物入眼。

🔍 **表现** »

如果引起眼部不适、疼痛，有时轻度流泪，眨眼时会加重不适感，可能异物在结膜处；如果眼睛里进了东西，患儿突然感到眼睛不适或有明显疼痛感，怕光、流泪症状较明显，小心是角膜异物。

🧴 **处理** »

小贴士

· 不管是否发现异物，都不要用不干净或粗糙的东西摩擦眼部组织，也不要用尖锐的物品，如镊子，清除异物。

· 不要让儿童揉眼睛，避免伤害角膜和结膜。

① 请洗干净自己的手，用手电或较亮灯照明，将儿童的上眼皮拉开并往上掀起，异物可能会随着眼泪留出来。

② 轻轻按压下眼皮，查找异物。如果异物可见，可用棉棍或干净的手帕轻轻擦除异物；若未发现明显异物，也可用凉开水冲洗眼部；如仍不解决问题就应该到医院眼科求助医生。

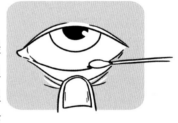

③ 如果是角膜异物，用干净水冲洗眼球表面，若症状缓解，可局部点消炎眼药水即可。如果症状不能缓解，立刻去医院眼科检查并取出角膜异物，并点消炎眼药水2—3天，每天3—4次。

▲ 耳朵进了异物

外耳道异物多见于儿童玩耍时将小物体塞入耳内。儿童对周围的一切都觉得新鲜，强烈的好奇心会促使他们把小的石块、豆类、纸团等异物塞入外耳道。另外，昆虫也可能爬进外耳道。

这种外耳道异物现象对于儿童是比较常见的。

🔍 【表现】》

患儿出现如听力下降、疼痛、耳鸣、咳嗽、眩晕等症状。活的昆虫在外耳道内爬动，尤其贴在鼓膜上的昆虫，引起疼痛，耳内响声很大。儿童会惶恐不安，烦躁哭闹。

🧴 【处理】》

发现外耳道异物应立即取出。根据异物性质、形态和位置不同，采取不同取出方法。

① 让有异物的耳朵朝下，拉扯下面的耳朵，同时轻轻敲打头的另一侧，如果异物还不出来，要带儿童去医院就医。

② 在所有异物当中，最麻烦的就是活着的虫子了。当昆虫进入外耳道，可利用虫子的向光性，用手电筒照外耳道，这时有一些虫子会自己爬出来；也可将油类、乙醇滴入耳内，或乙醚棉球放置外耳道数分钟，将虫子麻醉或杀死后取出或冲洗出。

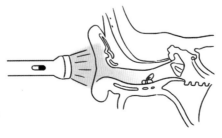

小贴士

· 当污水、泥沙等进入耳朵时，在家里是很难处理的，需尽快去医院就医。

· 不要强行取出异物。异物在外耳道内时间长可能会引起感染，可能还会导致中耳炎。

▲ 牙齿掉了怎么办

牙脱位是由于受外力作用导致牙齿偏离、脱离牙槽窝。

🔍 表现 》

牙脱位可分为牙部分脱位、牙嵌入性脱位和牙完全脱位。牙部分脱位：部分脱离牙槽窝，牙齿就伸长了；牙嵌入性脱位：牙齿变短了；牙完全脱位：整颗牙掉出来了。儿童的牙槽骨较疏松，刚长出的恒牙牙根发育未完全，容易发生整颗牙脱位现象。

💊 处理 》

① 牙脱位后应立即找到脱落的牙齿，拿着牙齿的顶端或冠部，接一碗清水，在碗里轻轻清洗牙齿。

② 尝试把牙齿重新放入脱落的位置处，立刻到医院就医。

▲ 你知道吗 ▲ ❓

· 牙完全脱位：在30分钟之内植入，其牙髓可以成活；0.5—2小时内植入，牙髓成活希望明显减少。

· 断牙掉在地上可能会沾上脏东西，家长千万不要用手或纸巾等擦牙上的脏物，可将脱落的牙放置在盛有牛奶、生理盐水或自来水的杯子内，切忌干藏，并尽快到医院就医。时间就是牙齿的生命，越快越好。

▲ 眼睛撞击伤

学龄前儿童及低年级小学生多见拳头、土块、砖头、石块及木棍等钝器击伤眼睛，也有摔伤、撞伤眼部组织，又叫眼顿挫伤。

🔍 **表现** ≫

眼睛撞击伤可见眼睑皮肤挫伤，皮下瘀血，水肿或皮肤擦伤、裂伤。结膜下出血水肿以及角膜上皮擦伤、裂伤，严重者前房出血、外伤性白内障或眼底视网膜脉络膜破裂，更甚者可失明。

💊 **处理** ≫

① 不管外表看来轻重与否，伤后均应立即去医院眼科检查治疗。

② 去医院前尽量保护好伤眼，注意不要加压眼球，以防止眼内容物脱出。

▲ **你知道吗** ▲ ❓

・儿童眼外伤后没有及时救治，等发生严重视力障碍时才到医院检查，可能已失去最佳治疗时机，提醒家长千万不可大意。

・如果患儿不仅有眼部损伤，同时头部或其他部位伤势较重，有恶心、呕吐等情况发生，家长应带患儿去神经科或有关科室检查治疗，待病情稳定后再到眼科治疗，这样可以避免造成生命危险。

▲ 利器扎伤眼球的急救

小贴士

· 受伤后去专科医院就诊前,尽量避免请非眼科医生处理伤口,尽可能减少因处理不当造成的危害。另外在受伤后要及早治疗、定期复查,严密观察伤眼及健眼情况。

· 教育儿童不玩危险玩具,更不要自己玩弄刀、剪等。家中带有危险性的物品要单独保管。放在儿童不能轻易拿到的地方。

利器扎伤眼球在年幼的儿童中不少见,常因玩具枪、弹弓、剪刀及其他锐利器材扎伤眼球或击中眼球致伤,有时火药或铁弹飞溅入眼内造成眼球内异物存留。

🔍 表现 »

受伤后产生不同程度眼部刺激症状,疼痛、出血或眼部有黏稠物流出,同时伴有视力明显减退或眼前视物不清。

处理 »

受伤后马上用干净的纱布包盖好伤眼,但一定注意不要加压眼球,同时注意不让患儿用手揉眼睛,以免使病情加重。尽早带患儿去专科医院检查治疗,若眼球内有异物存留,应即刻进行异物吸取术及伤口修复手术。同时全身抗感染消炎治疗。

术后还要严密观察,防止交感性眼炎的发生。

▲你知道吗?

什么是交感性眼炎?当一只眼发生穿通伤后,受伤眼经常发红,眼内炎症不退。伤后半月至2个月或更长时间,好眼(即未受伤眼)也同样发红,检查眼内同样出现炎症反应时,即发生了交感性眼炎。如果得不到正确及时的治疗,最后可导致双眼失明。家长要引起高度重视。

▲ 化学药品入眼

化学药品入眼也属于异物入眼的范畴，但是在危害上，化学药品不慎进入眼睛会导致化学烧伤，处理方法也不同。

🔍 **表现** 》

受伤后眼部刺激症状明显，反应强烈，如怕光、流泪、疼痛及烧灼感、异物感等，患儿不能睁眼看东西或哭闹不停。受伤轻重程度与进入眼内液体多少成正比。

💧 **处理** 》

① 迅速清洗眼睛很重要。要立即用大量清水冲洗受伤眼。如果能将上、下眼皮翻开冲洗效果更好。

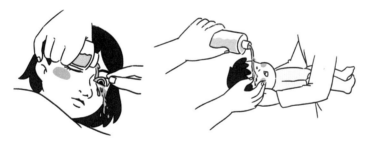

② 冲洗后，快速到专科医院急诊检查治疗，用0.5%的丁卡因结膜麻醉剂点伤眼，可以止痛。若能携带误入眼的化学药品，会方便医生更快诊断。

③ 定时复诊用药。

小贴士

· 一定要保管好家中危险物品，做到预防第一。一旦受伤，第一时间用大量清水冲洗伤眼，冲洗得越快越彻底，越利于治疗。

· 不要揉眼睛，以免造成更大的伤害。

· 不要随意使用眼药水。

▲ 烫伤的初步处理

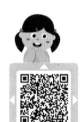

扫一扫
学习烫伤的正确处理方法

儿童发生烫伤多由于洗澡、打翻热水瓶、掀翻热水锅、碰洒热汤等所致。有时接触蒸汽、热金属物体（如电熨斗、蒸汽熨斗）也会被烫伤。学爬或刚会走路的婴儿，以及活泼好动、充满好奇心的儿童是最危险的人群。

🔍 **表现** 》

烫伤一般来讲比烧伤要轻，多为一度或二度烫伤。一度烫伤会损伤外层皮肤，导致局部轻度红、肿、痛、热，感觉过敏，皮肤表面干燥无水泡。浅二度烫伤会损伤外层和内层皮肤，导致局部疼痛剧烈，有水泡，泡皮剥脱后可见创面发红、水肿，渗出较多。深二度烫伤会损伤深层组织，痛觉迟钝，有水泡，皮肤会发黄，间有红色斑点，创面潮湿。

🧴 **处理** 》

烧烫伤的深度大多无法立即判断，万一受到感染还会造成深层组织的伤害。因此，发生烫伤后，应立即做到冲、脱、盖、送。

① 冲。一旦发生烫伤，第一步立即降温，一般采用自来水进行降温处理，要连续冷却 5—10 分钟。

② 脱。如果衣服较厚难以迅速降低皮肤温度，可脱去外衣，轻轻用剪刀剪开内衣，避免脱衣时损伤烫伤创面。

③ 盖。降温后，不要涂抹任何油膏，用无菌纱布敷盖创面。

④ 送。立即去医院救治。

・烫伤应以预防为主。婴幼儿的烧烫伤都是由于看护者的疏忽造成的。因此，家长要时刻管好热源，让儿童远离可致烫伤的热水壶、热奶和热菜等。

・洗澡时，水温调好方可给儿童用，水温39℃—40℃为宜。如果温度降下来要加入调好的温水。

▲ 皮肤晒伤的应急处理

日晒伤是由太阳光中的中波紫外线照射过度引起的皮肤急性炎症反应。婴幼儿皮肤娇嫩，日晒后极易出现日晒伤。

🔍 表现 》

日晒后，暴露部位的皮肤可先出现边界清楚的红斑，然后出现表浅的鳞屑，之后会出现疼痛、肿胀、皮肤触疼。皮肤的变化常于日晒后4—6小时出现，至12—24小时达高峰，严重者可出现水疱、大疱。自觉瘙痒、灼痛或刺痛感。

皮损范围广且严重者可出现发热、心悸、头痛、恶心、呕吐等全身症状。轻者红斑于1—2日逐渐消退，遗留脱屑和色素沉着。重者恢复需1周左右。

处理 》

小贴士

出现皮疹后不要用热水洗烫，同时避免抓挠。

① 对仅有轻微红斑的，可用冷牛奶或自来水进行冷湿敷，缓解患儿皮肤的疼痛、肿胀。

② 严重者可到医院皮肤科就诊，给予外用2%—3%硼酸溶液冷湿敷及炉甘石洗剂外涂。瘙痒严重的可以给予抗组胺药物对症止痒。皮损广泛而严重的患儿可在医生指导下给予小剂量泼尼松口服。

你知道吗

· 经常参加户外活动，逐步提高儿童对日晒的耐受性。但要注意儿童不宜在日光直射下晒太阳。

· 对日光敏感者，应尽量避免在光照强烈的上午10点钟至下午3点钟外出；如外出应注意使用遮阳伞、遮阳帽等，外涂防晒霜。

▲ 皮肤冻伤的处理

　　冻伤是机体受低温侵袭所致的全身和局部的损伤。冬季儿童在户外玩耍，保暖不足，皮肤暴露在寒冷的环境中，可能会发生冻伤。

🔍 **表现** 》

　　局部冻伤多见于手、足、耳郭、鼻尖、脸颊等处。最轻微的冻伤，儿童局部感觉麻木，皮肤发红，轻度肿胀。重者，冻伤处感觉麻木或感觉丧失，皮肤苍白、肿胀、失去弹性，出现血性水疱及皮肤坏死等。

🧴 **处理** 》

　① 发生冻伤应去医院治疗。局部冻伤时，可用 35℃—40℃温水温暖冻伤部位，复温后仍需保暖。

　② 复温会引起疼痛和瘙痒，家长一定要防止儿童抓挠。

　③ 冻伤要防复发。在初冬和早春之际最容易复发冻伤，所以有过冻伤的儿童，家长要从秋季就开始注意预防。

▲ **你知道吗** ▲ ❓

　　冻伤以预防为主。（1）防寒。皮肤暴露部位要适当保护，如使用口罩、手套、防风耳等。鞋袜大小要合适，过紧的鞋影响血液循环，也易造成脚部冻伤。（2）防湿。潮湿可加速体热的散发，容易发生冻伤。要经常注意保持服装、鞋、袜的干燥，受潮后应及时更换，烤干。（3）防静。冬天在户外时应避免肢体长期静止不动，要适当活动，以促进血液循环。易受冻伤者，平时要经常按摩身体的末梢部位，如手、脚、耳等，促进血液循环。

▲ 触电了怎么办

儿童触电多是由于好奇，又无安全用电知识造成的，如擅自玩弄电器导致触电。

🔍 表现 》

临床表现依损伤的严重程度而异。轻者全身感到强烈的电麻，伴有恶心、心悸、头晕或短暂的意识丧失，恢复后多不留症状。严重者可引起电休克，昏倒，肌肉抽搐，全身发僵，心跳和呼吸极度微弱，很快因心脏骤停而死亡。

💊 处理 》

① 发现触电时要迅速切断电源。如果一时无法切断电源，应用干燥绝缘物体，如扫把、椅子、橡胶门垫或报纸（要厚一些），将电线从儿童身边拨开，以免救助者自身触电。

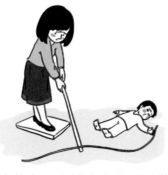

小贴士

· 电击伤主要以预防为主，要经常检查家用电器电源线路、开关等的完好情况，发现损坏或电线外露应立即修好。

· 平时应对儿童进行有关安全用电和安全使用电器方面的教育。

② 确认患者状态。当被电击者呼吸微弱或停止时，在拨打急救电话的同时，必须进行口对口人工呼吸。对心脏停跳者要进行胸外心脏按压的抢救，直至呼吸、心跳接近正常为止，并立即送医院治疗。（详见"看护者的急救技能"）

▲ 煤气中毒的急救

一氧化碳（煤气）中毒大多由于煤炉没有烟囱或烟囱闭塞不通，或因大风吹进烟囱，使煤气逆流入室，或因煤气管道泄露，煤气灶开关失灵以及居室无通气设备所致。

表现 》

一氧化碳中毒开始会有头晕、头痛、耳鸣、眼花，四肢无力和全身不适，症状逐渐加重则有恶心、呕吐、胸部紧迫感，继而昏睡、昏迷、呼吸急促、血压下降，以至死亡。

处理 》

① 首先要关闭煤气、开门窗通风，然后将患儿移动到空气畅通的地方，保持温暖，避免着凉。

② 如果患者呼吸和脉搏都没有，拨打急救电话，并立即进行心肺复苏。（详见"看护者的急救技能"）

小贴士

· 救助煤气中毒者要注意不要引起二重事故（救助者的牵连中毒）。

· 在还能闻到煤气味的时候，请不要触碰电源，如开灯，以免引起电火花。

你知道吗 ?

一氧化碳中毒的预防：室内用煤火时应有安全设置，如烟囱、小通气窗、风斗等。煤炉烟囱安装要合理，没有烟囱的煤炉，夜间要放在室外。加强对煤气管道及灶具开关的管理。

▲ 食物中毒

·不进食腐败变质的食物。平时对暂不食用或吃剩下的肉、蛋、鱼类食品注意保鲜，特别是炎热的夏季，更要注意。隔夜存放的食物，吃前要充分加热。

·药物、清洁用品、化妆品、溶剂和一些盆栽植物等常常是导致中毒的罪魁祸首，家长要预防在先，将这些物品放置在儿童接触不到的地方。

食物中毒是指人吃了带有细菌、细菌毒素或含有毒物的食物而引起的急性疾病。食物中毒发病急，病情进展快，如不及时治疗可危及生命。如治疗及时，病程终止也快，痊愈迅速。

🔍 **表现** 》

中毒症状多在食后1—2小时到1天内出现，常见吃同一种食物的人同时或相继发病，症状相似，以恶心、呕吐、腹痛、腹泻为主，常伴有发热。吐泻严重时可发生脱水、酸中毒，甚至休克。

💊 **处理** 》

① 快速判断误食物品，并让患儿大量喝温水或盐水，让其将吃进去的食物吐出来。

② 观察患儿状况，如果症状仍不见好转，应去医院就医。尽可能携带所食用的食物样本或呕吐物到医院，便于医生对症治疗。

▲ 溺水救出后的初步处理

　　溺水是儿童意外死亡的主要原因之一，主要发生在1—14岁的儿童中。溺水者被救上岸后，该怎么办？

🔍 **表现** ≫

　　溺水后引起窒息，导致缺氧、发绀、青紫。原因：（1）水进入呼吸道及肺中引起窒息。（2）泥沙、杂草等异物堵塞鼻腔及口腔而窒息。

🧴 **处理** ≫

　　拨打"120"急救电话后，在专业救护人员到来之前，必须争分夺秒的在现场抢救。千万不要只注重送医院，而耽误抢救时机。

　　① 将溺水者救出并离开水面后，要用最快的速度按照确认意识—呼吸—脉搏的顺序确认其状态。

　　② 如患儿呼吸、心跳都没有，迅速进行人工呼吸，并进行胸外心脏按压。（详见"看护者的急救技能"）

　　③ 如果患儿还有呼吸、心跳，用手清理口鼻异物。如果有呕吐现象，将其头部转向一侧，保持呼吸道畅通；脱下患儿湿衣服，用干的毯子或衣物包裹住。等待专业救护人员到达。

小贴士

　　抢救的过程中，要注意对溺水者进行保暖，使其尽快恢复体温。

你知道吗 ❓

　　溺水主要在于预防，要教育儿童不要在野外的河、池塘等地方玩耍或游泳。对于刚会走路的婴儿来说，马桶、浴缸、澡盆等处也容易出现溺水，家长应该引起重视。游泳要和有经验的成人同行并要全程监护。

附　录

家里备个急救箱吧！

在日常生活中会发生一些意外情况，如外伤、急性疾病等。如果尽快得到处理或治疗，就会大大提高治疗效果，减低损伤，提高治愈率，因此家中就应备有急救箱。

急救箱必备的药品：消毒剂（如0.5%碘伏、75%酒精、双氧水），外用软膏（如红霉素软膏），外用洗剂（如3%硼酸溶液、蒸馏水等），止痛药、感冒药、止泻药。

急救箱内必备的用品：一次性无菌消毒盘（内有镊子）、小剪刀、无菌纱布、绷带、消毒棉签、脱脂棉、脱敏胶带、创可贴、三角巾、止血带、注射器（5毫升、10毫升）等。

其他用具：冰袋、手电筒、打火机、别针。

家庭急救箱内的物品要定期检查更换，最好半年清理一次。建议配备一本急救手册。

请将急救箱放置在儿童拿不到的地方。

如何拨打急救电话

遇到紧急情况需要急救时拨打"120"电话，请求派急救车和急救医生。拨通电话后不要慌张，一定要讲清以下几点：

在什么地方、发生了什么事故；症状的严重程度，如病人是否昏迷或休克，有无大出血；病人的姓名、性别、年龄；事故的现场或病人所在的地址，如在户内要讲清街名、门牌号码。

婴幼儿的正常视力

要了解婴幼儿视力发育是否正常，首先必须了解其正常视力发育情况。因为该年龄段儿童没有语言表达能力（不会说话或说不清楚），故以行为观察为标准。

婴幼儿视力变化表

新生儿	有光的感觉，对强光刺激有一定反应（如皱眉、身体活动）。眼球无目的地运动。
2 周	能注视眼前大的移动物体和灯光，如红球、人脸，单眼注视的眼球运动。
1—2 月	可追随约 90° 范围内的移动物体（相当于眼前手动 –0.01），此时出现双眼共同运动。
3 月	开始有意识地看东西，两眼追随移动物体约 180° 范围，防御性瞬目反射（眨眼睛）产生。视力约 0.05。3—5 个月黄斑中心凹发育完成（眼底），视力 0.05—0.1 左右。
6 月	约 0.1—0.2 的视力，能随意注视移动物体，有较完善的中心凹注视（即双眼有意识地注视），两眼协调共同运动。稳定的集合（辐辏功能），良好的调节。
1 岁	约 0.2—0.25 的视力，可拣拾身边的细棉线。良好的融像运动，调节与辐辏（集合）开始建立联系。
2 岁	约 0.25—0.5 的视力，对电视及远处的飞机感兴趣，喜欢红颜色，走路时可避开障碍物。
3 岁	相当于 0.6—0.7 的视力，双眼 0.6 以上，无明显两眼差异，无斜视和明显屈光不正，眼底检查正常，可观察事物，能坚持看电视。
4 岁	接近于 1.0 的视力 (0.8—1.0)，接近正常视力。

　　小孩儿出生后，随着一天天不断长大，不断发生变化。家长应密切观察他的行为及反应能力，若发现眼睛看东西不正常（不协调），或比同龄孩子差时，不管孩子多小，都应该到医院眼科就医，以便尽早查出病因，得到及时正确的治疗。

　　儿童能准确辨认"E"字视力表的缺口方向一般在3岁以后。有的儿童稍早些，有的稍晚一些，相差不会太大。提醒家长在儿童3岁以后开始教会他查视力，这样随后就可以到医院眼科做检查和治疗。这样可对儿童的视力发育情况做到心中有数，也不至于在有问题时延误治疗时机。

聋儿的早期发现

聋儿是指由于不同程度的听力损失，导致听觉、语言障碍的儿童。7岁以内的聋儿正处在听觉、语言、智能等诸方面的发展及发育的关键时期，抓住这个时机对他们进行早期干预，也就是早期发现，早期配戴助听器，早期进行听觉、语言训练，就能尽最大可能地恢复听觉和语言功能，使他们能听会说，重新回到有声世界。这是一种带有抢救性质的、为家长排忧解难的社会福利事业。

❶ 早期发现、及时治疗对聋儿语言学习的重要意义

有人做过实验：任何一种动物要学习，建立一种功能都有一个学习建立的最佳时期，也叫作"获得极限"或"临界期"。小鸡、小鸭孵化后，如果短时间不让它"吃食"，以后将终生不能获得这种功能。人也和动物一样，我们把这个时期称为"最敏感期"。人的大脑左右半球发育及语言获得以2岁为临界开始，到7岁以前为获得最佳期，7—12岁的大脑可塑性明显减低，12岁以后就逐渐接近成人。听觉发育是从生后即开始的，3个月以后有意义的听觉行为逐渐得到发展。对耳聋的儿童，如果能在这个时期，即听觉语言发育最佳时期进行早期干预，康复就能获得最好的效果。在国外最早生后40天的聋儿配助听器，开始早期干预，康复效果较好，有70%—80%的聋儿会说话。

❷ 怎样早期发现婴幼儿耳聋

早期发现是关键，怎样才能做到?通常情况下最早发现婴幼儿耳聋是最关心孩子的人，如父母、爷爷、奶奶、姥姥、老师等。但是由于缺乏常识，不懂得测试听力的方法，当发现孩子的听力、语言有问题开始求医时，孩子多数已经2—3岁，甚至5—6岁时才开始接受听力、语言训练，已经太晚了。因此必须学会一些听力测试的方法，提高观察婴幼儿听力障碍的意识，

才能做到早期发现。

（1）正常婴幼儿听觉发育。

在正常情况下，新生儿在安静的环境中，对60—70分贝的刺激声可能出现听觉反射，如在比较吵的环境中，对90分贝以上的刺激声才有可能出现听性反射，随着日龄和月龄的增长，听敏度逐渐增强。4—7个月时对40—50分贝的声刺激有反应，1岁左右只要给25—35分贝就可引起儿童的听性反应，2岁时儿童听觉神经发育基本与成人相同。

下表为正常婴幼儿听阈值参考表，根据此表可初步判断不同月龄的听反应，有助于早期发现耳聋。

正常婴幼儿听阈值参考表

月 龄	听阈值（分贝）	表 现
3个月以内	60—70	听觉反射行为，如对突然的声音出现惊跳或闭眼等。
3—4个月	50—60	听觉反应，对日常熟悉的声音，如妈妈的声音、玩具的声音，能表示注意，转脸寻找。
4—7个月	40—50	能寻找侧面的声源，给他听声，可跟踪声源；对突然的大声会被惊吓到，会哭喊；听到电视或广播声，当节目变换时能主动寻找，对耳边的闹钟声会主动寻找。
7—9个月	30—40	能寻找侧面、下面的声源，对耳边较小的声音会主动寻找；对室外的动物叫声、车声、下雨声等表示关心；隔壁传来声音或从远处呼唤他的名字会立即转头。
9—13个月	25—35	用小声呼唤他的名字能转头寻找；能合音乐的节拍摆动自己的身体；能模仿简单发音。

续表

月　龄	听阈值（分贝）	表　现
13—16 个月	25—30	能寻找侧面、下面、上面的声源；隔壁传来的声音能注意倾听或表示听到，能按简单的口令行动。
16—21 个月	25—30	听觉发育同上，并有一定的语言能力，以字、词代句。
21—24 个月	<25	能寻找侧面、下、上、前、后等视野以外的声源，听力水平接近成年人，此期语言能力发展较快。

（2）听反射。

听反射是3个月内婴儿对声音刺激的应答表现。测听应选择在安静的房间内进行，给声时机最好在受试者处于浅睡眠状态，具体有两种方法。

主观判断法。在上述测试条件下，突然给出（如突然拍手、铃声等）声音时，受试者会出现听觉反射，如眼睑反射等。测听结果与正常婴幼儿听觉发育月龄指数相比较，来判断受试者的听力损失情况。

自动描记法。选用新生儿摇篮测听记录仪，此仪器主要由体动传感和扬声器的口转音发生器及记录装置等组成。当新生儿因声音刺激产生听性反射的动作时，新生儿身体下面的体动传感器便启动工作，可将新生儿被声音刺激后的微小体动变化通过记录仪客观地记录下来。此方法主要用于新生儿轻度听力障碍或可疑听力障碍的检查。

（3）听觉反应。

听觉反应是对4个月至2岁的婴幼儿测试的主要观察指标，按不同月龄婴幼儿的发育指标来判断受试者听力是否正常。听觉行为反应主要表现为眼球向声源方向转动，寻找声源并有表情变化等，测听用具通常选用低、中、高频率明确的音响玩具，如手鼓、木鱼、哨、铃等。

筛查法。在安静的房间内（<50分贝）测试，由两人配合完成，一人为主试者，另一人当测试者。主试者在婴幼儿的正前方，观察受试者的听觉行为反应，同时利用玩具控制其注意力；测试者与主试者密切配合，抓住儿童在玩的过程中注意力不十分集中时，在其后面突然给声，主试者可及时做出判断。

声场测听法。此法要求条件严格，要在隔音室中进行，扬声器与受试儿呈45°角，距离1米，受试儿可由家长抱着，使受试儿消除紧张感。通过观察受试儿的听觉行为反应，能在较短时间内完成测试。

（4）条件定向反应测试法。

儿童听到声音，会注意声源，若在给声同时用灯光予以强化并巩固，可形成声光条件反射，实际上灯光是条件刺激。此种方法适合于2—3岁儿童，因为儿童随着年龄的增长，对一般单调的声音并不感兴趣，而对于一定形象的玩具感兴趣，加上光的协同作用，测听多能成功。

（5）游戏测听法。

在与婴幼儿游戏过程中完成测听的方法，称为游戏测听法，适于3—5岁儿童听力测试。爱游戏是儿童的天性，儿童随着年龄的增长，对一般的方法已不感兴趣，只有设计一些儿童喜欢的游戏测听法，才能获得较准确的测听结果，如听声拣豆、听声拨珠等。

（6）纯音测听法。

适合于5岁以上，经过听力训练的易配合的儿童。

（7）声阻抗测听法、听觉脑干诱发电位测听法等都属于客观听觉测听，一般在较大医院或专门机构才有设备。

以上简单介绍的几种婴幼儿听力测试方法，家长可根据具体情况选用合适的方法来测试婴幼儿听力，及早发现聋儿，及时治疗，以获得最好的疗效。

出版人　李　东
责任编辑　耿向红
版式设计　刘　莹　孙欢欢
插　　图　芥末子动漫设计工作室
责任校对　贾静芳
责任印制　叶小峰

图书在版编目（CIP）数据

学前儿童常见病与意外伤害应急处理速查手册/戴
淑凤主编.—北京：教育科学出版社，2019.4（2023.8重印）
ISBN 978-7-5191-1855-6

Ⅰ.①学…　Ⅱ.①戴…　Ⅲ.①小儿疾病—急性病—诊
疗—手册②小儿疾病—急救—手册　Ⅳ.①R720.597-62

中国版本图书馆CIP数据核字（2019）第066479号

学前儿童常见病与意外伤害应急处理速查手册
XUEQIAN ERTONG CHANGJIANBING YU YIWAI SHANGHAI YINGJI CHULI SUCHA SHOUCE

出版发行	教育科学出版社			
社　　址	北京·朝阳区安慧北里安园甲9号		**市场部电话**	010-64989009
邮　　编	100101		**编辑部电话**	010-64989584
传　　真	010-64891796		**网　　址**	http://www.esph.com.cn
经　　销	各地新华书店			
制　　作	北京博祥图文设计中心			
印　　刷	保定市中画美凯印刷有限公司			
开　　本	787毫米×1092毫米　1/16		**版　　次**	2019年4月第1版
印　　张	12		**印　　次**	2023年8月第3次印刷
字　　数	145千		**定　　价**	50.00元

如有印装质量问题，请到所购图书销售部门联系调换。